"新标准"婴幼儿托育类专业系列教材

U0635432

YING YOU ER BAO YU HUO DONG

婴幼儿保育活动

微课版

主　编◎夏　瑛

副主编◎杜宇航　黄　茜　王英姿　陈君贤　尹梦瑶

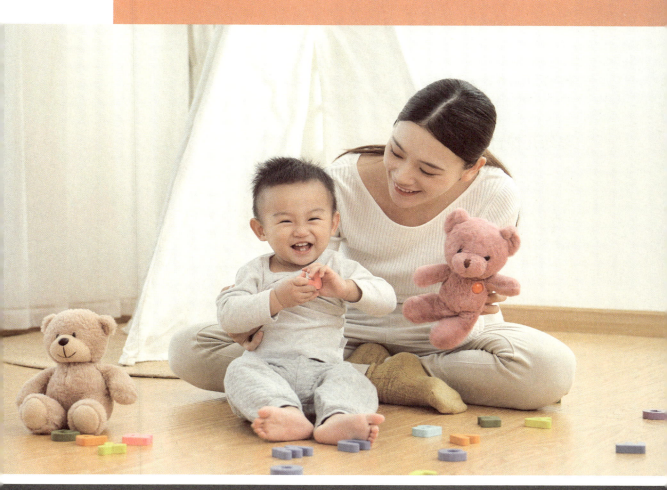

华东师范大学出版社

·上海·

图书在版编目（CIP）数据

婴幼儿保育活动/夏瑛主编. —上海：华东师范大学出版社，2024. —ISBN 978 - 7 - 5760 - 4300 - 6

Ⅰ. R174

中国国家版本馆 CIP 数据核字第 2024QL8242 号

本书由上海开放大学"'幼有善育'托育队伍建设培训
——托育从业人员培训用书开发"项目资助出版

婴幼儿保育活动

主　　编　夏　瑛
责任编辑　罗　彦
责任校对　劳律嘉　时东明
装帧设计　庄玉侠

出版发行　华东师范大学出版社
社　　址　上海市中山北路 3663 号　邮编 200062
网　　址　www. ecnupress. com. cn
电　　话　021 - 60821666　行政传真 021 - 62572105
客服电话　021 - 62865537　门市（邮购）电话 021 - 62869887
地　　址　上海市中山北路 3663 号华东师范大学校内先锋路口
网　　店　http://hdsdcbs.tmall.com

印 刷 者　浙江临安曙光印务有限公司
开　　本　787 毫米×1092 毫米　1/16
印　　张　15.5
字　　数　345 千字
版　　次　2024 年 7 月第 1 版
印　　次　2024 年 7 月第 1 次
书　　号　ISBN 978 - 7 - 5760 - 4300 - 6
定　　价　45.00 元

出 版 人　王　焰

（如发现本版图书有印订质量问题，请寄回本社客服中心调换或电话 021 - 62865537 联系）

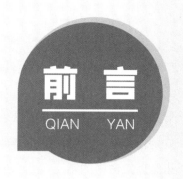

前言

QIAN YAN

幼有所育、幼有善育是推动我国人口高质量发展的重要基础。为了"办好人民满意的教育",积极推动托育服务事业的发展,不断满足人民群众对幼有所育、幼有善育的期盼,国家近些年来出台了一系列政策,持续加强对托育服务体系的建设,支持和鼓励社会力量开展3岁以下婴幼儿照护服务。

婴幼儿保育是托育服务的关键内容,关乎婴幼儿的健康成长,是托育机构保育人员必须具备的核心能力。然而,当前托育机构的保育工作仍存在一些问题,如保育人员专业知识匮乏、保育活动形式单一及保教标准不完善等。为此,我们编写了《婴幼儿保育活动》这本教材,旨在推动托育机构保育工作的专业化、科学化和规范化,提升保育人员的专业素养和保教水平,从而为广大家庭提供高质量的托育服务。

我们深知婴幼儿时期是人生中最关键的成长阶段,婴幼儿的身体、智力、情感和社会性等方面的发展对其一生都会产生重要影响。为此,我们在深入研究婴幼儿生理和心理的发展特点及需求的基础上,按照生活与习惯、感知与动作、认知与探索、语言与沟通、情感与社会五个领域,以及0—1岁、1—2岁、2—3岁三个年龄段,提供了一系列富有针对性和操作性的保育活动组织与实施方案。同时,我们还提供了环境创设、家园社合作共育的实践做法,旨在帮助保育人员更为科学地开展保育活动,从而促进婴幼儿全面、和谐地发展。

本教材的编写具有如下特色:

一、融入"课程思政"内涵

教材深入贯彻党的二十大精神,全面落实立德树人根本任务,弘扬和践行社会主义核心价值观,润物无声地将职业道德、职业情感、职业精神等职业素养与教材内容相融合,以培养品德高尚、富有爱心、敬业奉献、诚信自律,具有社会责任感、使命感和荣誉感的高素质保育人才。

二、体现"岗课赛证"融通综合育人要求

教材依据《托育机构保育指导大纲(试行)》《3岁以下婴幼儿健康养育照护指南(试行)》等指导性文件,秉持"理实一体""教养医结合"的教育理念,紧密贴合托育机构岗位的实际需求,以0—3岁婴幼儿保育典型工作任务为基本框架,全面系统地介绍了婴幼儿保育活动的组织与实施要求。教材不仅提供了大量来自岗位一线的活动案例及实施策略,还列举了婴幼儿保育工作中的常见问题及有效对策,旨在培养学生的活动组织及家长指导等专业能力。同时,教材融入了《育婴员国家职业技能标准》《保育师国家职业技能标准》以及全国职业院校技能大赛相关要求,以提高学生的综合素养与职业能力。

三、注重家园社协同育人理念

婴幼儿托育是一项系统工程,受到家庭、托育机构、社会等多方面因素的影响。家园社协同育人可以聚集三方力量,营造良好的育人生态,是促进婴幼儿全面发展的重要途径。教材根据《教育部等十三部门关于健全学校家庭社会协同育人机制的意见》中的有关精神和要求,在保育活动案例中融入了亲子互动、家长指导等方面的内容,并专门设置了"家园共育与社区合作"的任务模块,以帮助学生增强协同育人共识。

四、满足"线上+线下"混合式教学需求

为切实满足"互联网+"背景下的信息化教学改革需要,教材配有丰富的数字教学资源,包括微课视频、多媒体课件、电子教案、在线自测题等,为教师开展"线上+线下"的混合式教学提供有力支持,同时也为学生进行个性化的自主学习提供便利。

五、体现园校多元协同编写机制

教材由职业院校的优秀教师和托育机构的骨干教师合作编写完成。职业院校的一线教师根据学生的认知发展特点和教学实践需求编写了教材的主体内容,注重理论知识的系统性和完整性。托育机构的骨干教师从实践经验出发,确保活动案例的实践性和适用性,注重培养学生的操作技能。双方的合作使得教材在理论与实践、专业与操作上实现了优势互补,使教材的体例、内容更符合婴幼儿保育岗位的实际需求。

我们要衷心感谢所有参与本教材编写的教师和专家,以及所有关心和支持婴幼儿保育事业的有关工作者。正是有了你们的支持和帮助,这本教材才得以顺利出版。同时,我们也相信,这本教材能为婴幼儿保育工作提供有力的支持和指导。特别感谢杨浦区早期教育指导中心、杨浦区霍兰托儿所、杨浦区延吉社区宝宝屋、杨浦区延吉托儿所、杨浦区睿福托育园等托育机构,为本教材的课程资源建设提供了有力支持。

在教材的编写过程中,编者参考、借鉴、引用了国内外相关书籍与论文,并在参考文献部分列出了大部分资料的来源,在此向这些书籍与论文的作者表示感谢与敬意!由于编者的实

践经验和知识储备有限,加之托育事业的迅速发展与研究成果的持续涌现,教材难免存在诸多不足之处。我们衷心希望广大读者能够积极提出宝贵的反馈意见和建议,为教材的不断完善提供重要的参考依据。让我们共同努力,为每一个婴幼儿的茁壮成长和健康发展贡献自己的一份力量!

编　者

2024 年 7 月

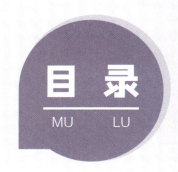

目 录
MU　LU

任务 1

认识婴幼儿保育　　　　　　　1

学习活动 1　认识婴幼儿保育　　　　3

- ▶ 微课视频:婴幼儿保育的主要内容 / 12　　　⬛ 在线自测 / 15

学习活动 2　认识托育机构保育活动　　　17

- ▶ 微课视频:托育机构一日活动 / 21　　▶ 活动视频:摇摆毛巾 / 28
- ⬛ 在线自测 / 30

任务 2

0—1岁婴儿保育活动的设计与组织　　　33

学习活动 1　0—1岁婴儿生活与习惯活动的设计与组织　　　35

- ▶ 活动视频:好吃的食物 / 42　　⬛ 在线自测 / 46

学习活动 2　0—1岁婴儿感知与动作活动的设计与组织　　　49

- ▶ 活动视频:宝宝爬爬乐 / 54　　⬛ 在线自测 / 57

学习活动 3　0—1岁婴儿认知与探索活动的设计与组织　　　60

- ⬛ 在线自测 / 68

学习活动 4　0—1岁婴儿语言与沟通活动的设计与组织　　　71

- ▶ 活动视频:翻翻图画书 / 75　　⬛ 在线自测 / 78

学习活动 5　0—1岁婴儿情感与社会活动的设计与组织　　　80

- ⬛ 在线自测 / 88

任务 3

1—2岁幼儿保育活动的设计与组织　　91

学习活动 1　1—2岁幼儿生活与习惯活动的设计与组织　　93

　在线自测 / 100

学习活动 2　1—2岁幼儿感知与动作活动的设计与组织　　102

　活动视频:撕面条 / 106　　在线自测 / 108

学习活动 3　1—2岁幼儿认知与探索活动的设计与组织　　110

　活动视频:小口袋 / 114　　活动视频:玩拼板 / 115
　在线自测 / 117

学习活动 4　1—2岁幼儿语言与沟通活动的设计与组织　　120

　在线自测 / 126

学习活动 5　1—2岁幼儿情感与社会活动的设计与组织　　129

　活动视频:好朋友 / 133　　在线自测 / 136

任务 4

2—3岁幼儿保育活动的设计与组织　　139

学习活动 1　2—3岁幼儿生活与习惯活动的设计与组织　　141

　活动视频:衣服叠叠齐 / 145　　在线自测 / 146

学习活动 2　2—3岁幼儿感知与动作活动的设计与组织　　148

　活动视频:母鸡下蛋 / 151　　活动视频:小动物找尾巴 / 152
　在线自测 / 154

学习活动 3　2—3岁幼儿认知与探索活动的设计与组织　　157

　活动视频:小雨伞 / 161　　活动视频:大猫和小猫 / 164
　在线自测 / 166

学习活动 4　2—3岁幼儿语言与沟通活动的设计与组织　　169

　活动视频:洞洞画 / 171　　在线自测 / 174

学习活动 5　2—3岁幼儿情感与社会活动的设计与组织　　177

　在线自测 / 183

任务 5

托育机构环境创设 187

学习活动 1　托育机构环境的作用与创设原则 189

　　在线自测 / 193

学习活动 2　托育机构物质环境创设 195

　　微课视频:托育机构环境赏析(室内) / 198
　　微课视频:托育机构环境赏析(户外) / 198　　在线自测 / 205

学习活动 3　托育机构精神环境创设 208

　　在线自测 / 212

任务 6

家园共育与社区合作 215

学习活动 1　认识家园共育 217

　　活动视频:寻找夏天的颜色(亲子活动) / 223
　　活动视频:好玩的衣架 / 224　　在线自测 / 226

学习活动 2　认识社区合作 228

　　在线自测 / 234

参考文献 236

任务 1　认识婴幼儿保育

学习导语

　　研究表明,科学的照护对 0—3 岁婴幼儿的身体、动作、认知、语言、情绪、社会性等方面的发展具有关键的促进作用。《国务院办公厅关于促进 3 岁以下婴幼儿照护服务发展的指导意见》明确指出,3 岁以下婴幼儿照护服务是生命全周期服务管理的重要内容。该文件从政策层面强调了 0—3 岁婴幼儿照护服务的重要性。保育作为 0—3 岁婴幼儿照护服务中最为重要的内容之一,其质量将直接影响婴幼儿的身心健康。

　　本任务将带领大家走近 0—3 岁婴幼儿,通过观察、调研、课堂讨论等方式来了解婴幼儿保育活动,学习婴幼儿保育活动的组织与实施方法。

学习目标

- 知道婴幼儿保育的含义、原则及主要内容。
- 知道托育机构保育活动的目标与要求。
- 掌握托育机构保育活动的设计与组织方法。
- 体会婴幼儿保育活动对婴幼儿成长的重要价值,理解正确的儿童观、教育观,提升课程学习的认同感。

学习准备

- 预习本任务内容,思考"小讨论"中的问题。
- 观看微课视频,了解婴幼儿保育活动的主要内容,以及托育机构一日活动。
- 收集 2—3 份托育机构保育活动方案,思考这些方案的合理性。
- 观看活动视频,直观感知婴幼儿保育活动。

建议学时

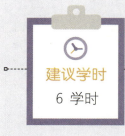

学习活动 1（3 学时）
认识婴幼儿保育

建议学时
6 学时

学习活动 2（3 学时）
认识托育机构保育活动

学习笔记

学习活动 1　认识婴幼儿保育

　　22月龄的贝贝在小区门口的托育园上学。托育园的环境温馨又有创意,家具用的是安全环保的材料,教室墙面的转角处都安装了防撞条,此外还配备了适合婴幼儿使用的室内外教具、图书和游戏材料。在户外,保育人员会组织孩子们进行小动物模仿操、集体游戏、分散游戏等活动;在室内,保育人员为孩子们设置了娃娃家、美工区、益智区、建构区、图书区等个别化活动区域。托育园的活动丰富多彩,贝贝可以根据自己的兴趣选择相应的活动。她能学礼仪、做运动。贝贝喜欢来托育园。

　　想一想:如果你是家长,你理想中的托育园是什么样的? 你觉得托育园应该为孩子提供怎样的环境? 组织哪些活动?

　　0—3岁婴幼儿是社会上"最柔软的群体",需要成人的精心呵护。婴幼儿保育是生命全周期服务管理的关键内容,对婴幼儿的健康成长具有重要影响。为此,作为未来的保育工作者,我们需要科学、规范地做好保育工作,积极、用心地回应婴幼儿的各项需求。

一、婴幼儿保育的含义

　　婴幼儿保育是指成人(家长或专业保育人员)向0—3岁婴幼儿提供其在生存、学习与发展等方面所必需的、安全且良好的环境和条件,同时给予精心的看护、照顾和培养,旨在促进他们健康成长和良好发展,并逐步提升他们的生活能力。需要注意的是,这里所说的婴幼儿的健康成长,既包括身体的健康,也包括心理的健康。

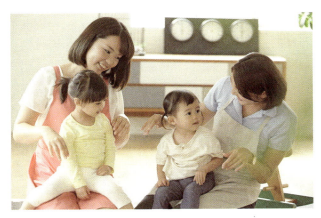

图1-1-1　保育人员精心照料婴幼儿

知识链接

0—3岁婴幼儿的年龄分期

关于婴幼儿的年龄分期，不同学者有不同的划分标准，本教材采用以下分期方法。

（1）新生儿期：自出生至满28天（新生儿期实际应包含于婴儿期，但因该阶段具有较多特殊性，故此处单独列出）。

（2）婴儿期：自出生至12月龄，是生命全周期中生长发育最快的阶段，也是出生后的第一个发育高峰期。婴儿期儿童对能量和蛋白质的需求量特别高。

（3）幼儿期：自12月龄至36月龄，即出生后的第2年和第3年。幼儿期儿童的体格发展速度相较于婴儿期有所放缓，但仍处于生长发育阶段，依然需要充足的营养供给。

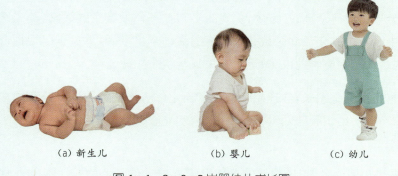

（a）新生儿　　　　　　　（b）婴儿　　　　　　　（c）幼儿

图1-1-2　0—3岁婴幼儿成长图

婴幼儿时期是儿童生长发育的关键阶段。此时，婴幼儿的大脑和身体均处于快速发育的状态。因此，为婴幼儿提供良好的养育照护和健康管理，对促进婴幼儿在生理、心理等方面的全面发展具有重要意义，同时也为婴幼儿未来的健康成长奠定了坚实的基础。在日常养育的过程中，成人可以通过引导婴幼儿进行模仿、重复、尝试等活动来发展其运动、认知、语言、情感和社会适应等方面的能力；同时，还需帮助婴幼儿在受到充分保护与呵护的环境中逐渐学会自我保护，并养成良好的习惯，从而促进婴幼儿的自我发展。对婴幼儿而言，保育是教育之本，成人应将早期学习融入婴幼儿养育照护的各个环节。因此，婴幼儿的保育工作还需融入教育内涵，以体现保教并重、保教结合的理念。

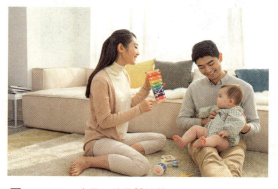

图1-1-3　亲子互动是婴幼儿保育活动的重要形式

此外，家庭是实施婴幼儿保育活动的重

要场所。家庭教育作为人生发展不可或缺的奠基工程，对个体的全面发展与社会整体进步均发挥着举足轻重的作用。鉴于此，婴幼儿保育工作必须高度重视亲子互动与家园共育，以切实提高养育质量。

二、婴幼儿保育的原则

《国务院办公厅关于促进 3 岁以下婴幼儿照护服务发展的指导意见》指出："按照儿童优先的原则，最大限度地保护婴幼儿，确保婴幼儿的安全和健康。遵循婴幼儿成长特点和规律，促进婴幼儿在身体发育、动作、语言、认知、情感与社会性等方面的全面发展。"因此，保育工作应遵循以下基本原则。

小讨论

我国近些年颁布了哪些有关托育服务的政策？说一说这些政策中有关婴幼儿保育的内容。

（一）尊重儿童，保障权利

成人应尊重婴幼儿发展的特点、规律及其发展意愿，保障婴幼儿的人格权、受教育权等法定权利，平等对待每一个婴幼儿，使他们积极主动、健康愉快地成长。每个婴幼儿的成熟时间有先后，发展速度有快慢，如开口说话、独立行走、自控大小便的起始时间等各不相同。

同时，婴幼儿的发展又是一个连续过程，每个发展阶段之间没有一个明确的时间界线。因此，婴幼儿保育工作必须遵循个体成熟的规律，因人而异地为婴幼儿的学习与发展提供支持和帮助，必要时可给予个别化指导。

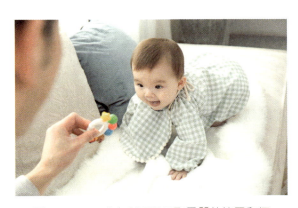

此外，成人要为婴幼儿创设积极、安全的生活和学习环境，提供适宜的玩具、简单的用具，以及整洁、安全、有趣的活动空间，以充分发挥婴幼儿的自主性，让婴幼儿在探索和尝试中积累经验、体验成功。

图 1-1-4　成人利用玩具引导婴儿练习爬行

· 案例 ·

让宝宝自己来

在托育园的活动室内，宝宝们正在自由玩耍。9 月龄的优优一直坐在垫子上不肯爬，保育人员便把优优喜欢的小球放在她的前方，以此逗引她向前爬行。优优看到小球就趴了下来,还伸手去够,够不着就开始蠕动身体往前爬。保育人员在旁边热情地为优优鼓劲加油,鼓励她自己去拿小球。11月龄的小乐最近特别喜欢扶站和扶走,保育人员便把他带到学步桥(一种学步器材,形似小桥,两边都有栏杆)这边,引导他双手扶着学步桥小步往前走。保育人员在边上一边保护他,一边为他鼓掌。12月龄的浩浩已经能够独自走两步了,但走得还不平稳。于是,保育人员给了他一辆小推车,引导他推着小推车自己慢慢往前走。不久之后,浩浩便能推着车来来回回走好久了。

分析:婴幼儿的发展存在个体差异,成人应遵循婴幼儿的发展规律,因人而异地为他们创设积极、安全、适宜的生活和学习环境,让婴幼儿在不断探索和学习的过程中成长。例如:优优不喜欢爬,保育人员便为她创设适宜爬行的环境,用她喜欢的玩具逗引她,激发她自主爬行。小乐喜欢扶站、扶走,保育人员便引导他在学步桥上重复练习站和走的动作。浩浩能独立走两步,保育人员便为他提供小推车,帮助他走得更稳、更好。保育人员所提供的个性化支持与适宜的环境,切实满足了不同婴幼儿的需求,充分尊重了婴幼儿的个体发展特点,同时激发了他们学习与探索的兴趣。

(二)安全健康,保教结合

婴幼儿的生命安全和身心健康是其他一切发展的基础。然而,婴幼儿身心稚嫩,难以独自抵御外部环境对生命安全、身心发展的侵害,且缺乏独立生存的能力,因此,成人需要为婴幼儿创设适宜的环境和物质条件。在此过程中,成人应做好安全防护、营养膳食、疾病防控等保育工作,坚持把婴幼儿的安全和健康放在首位。

保育和教育是相互联系、相互渗透的,为此,成人应遵循保育为主、保教结合的原则开展保育活动。值得注意的是,婴幼儿的生活活动占据了他们大部分的时间,且处处蕴藏着教育契机,是践行保教结合理念的重要领域。例如,在托育机构的进餐环节,保育人员不仅要照顾婴幼儿吃好自己的一份饭菜,还要渗透营养膳食的教育理念,同时培养婴幼儿的手眼协调、自我服务等能力。在这一过程中,保中有教,教中有保,两者有机结合。具体来说,成人可以通过哺喂、盥洗、穿脱衣服等生活环节,以及摆弄玩具、肢体活动、语言交流等游戏互动环节,潜移默化地对婴幼儿施加影响,使他们在生活与游戏中获得全面而协调的发展。需要注意的是,成人应避免对婴幼儿实施脱离其生活的专门化训练。

(三)关爱儿童,积极回应

关爱儿童就是重视儿童的情感需求,爱护、关心儿童,让保育更有"温度"。具体而言,成人可以为婴幼儿创设一个充满支持性的环境,能够及时、积极且恰当地回应婴幼儿的需求,以促进他们的发展;营造爱的氛围,培养婴幼儿的积极情感,让婴幼儿在安全而又充满关爱的环境中健康、快乐地成长。

婴幼儿的语言表达能力有限,对一些生理或心理上的需求,他们往往会通过肢体动作或表情来传达。因此,成人应保持敏锐的观察力,密切关注婴幼儿在表情、声音和动作等方面的表现,理解这些信号背后所蕴含的真实需求,并给予及时、恰当且积极的回应,以提供有效的回应性照护。

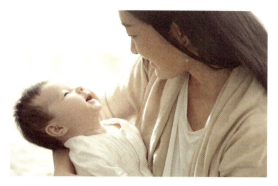

图1-1-5 成人用微笑积极地与婴儿互动

· 案例 ·

熙熙玩球

妈妈把11月龄的熙熙放在围栏边,双手轻轻扶在他的腋下。保育人员建议妈妈放手并蹲在熙熙的旁边,鼓励熙熙自己扶着围栏。熙熙随即一手抓住围栏,另一只手试图去取围栏内的海洋球,但未能成功,于是转头对着妈妈发出"嗯嗯"的声音。妈妈温柔地对熙熙说:"宝宝,自己拿。"熙熙听到后,更加努力地扶着围栏,蹲下身子去捡球。妈妈则在一旁,通过动作和语言持续给予熙熙鼓励。当熙熙成功捡起球并看向妈妈时,妈妈露出了开心的笑容。熙熙见状,也开心地伸出手,想要将自己捡到的球递给妈妈。

分析:在婴幼儿探索世界的过程中,成人扮演着至关重要的角色。通过动作、语言和表情,成人可以及时回应婴幼儿的需求,给予他们必要的支持和鼓励。在这个案例中,当熙熙试图自己捡球时,妈妈的鼓励和微笑不仅增强了熙熙的自信心,也激发了他继续探索的兴趣。值得注意的是,成人在陪伴婴幼儿探索时,即便担心婴幼儿无法完成,也应避免流露出紧张或担忧的情绪,以免对婴幼儿产生负面影响。相反,成人应以积极的态度鼓励婴幼儿自主尝试,并在确保安全的前提下,让他们自由、自主地探索世界。

小讨论

2岁的珺珺特别爱哭。珺珺每次哭时,保育人员总是让她一个人坐着冷静一会儿,等她不哭了,再让她继续参加活动。保育人员从不询问珺珺哭闹的原因,因为她认为"冷静法"很有效。请小组讨论,评价这位保育人员的做法。

（四）科学规范，合理安排

成人要根据婴幼儿各年龄段的身心发展特点及规律，提供适宜的环境和材料，科学组织保育活动，以促进婴幼儿的健康成长。譬如：在托育机构，保育人员应合理安排婴幼儿的餐点，确保营养均衡；组织生动有趣的餐前活动，提供适宜的用餐工具，以激发婴幼儿的进餐兴趣，提升自我服务的能力。此外，国家和地方有关部门颁布了一系列有关婴幼儿教养的指导性文件（如《托育机构保育指导大纲（试行）》《3 岁以下婴幼儿健康养育照护指南（试行）》等），托育机构和家庭均应遵循相应的规范和要求，合理安排婴幼儿的一日活动，以满足婴幼儿生长发育的需要。

（五）托幼一体，注重启蒙

托育机构应注重婴幼儿发展的衔续性，坚持贯彻托幼一体化要求，强化衔接意识，与家庭协同合作，科学做好婴幼儿入托、入园的准备和适应工作，帮助婴幼儿顺利过渡。

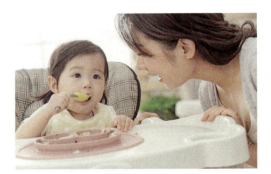

图 1-1-6　成人引导婴幼儿尝试自主进餐

婴幼儿的各方面都在迅速成长，如从依赖成人喂养到独立进餐，从穿尿不湿到自主如厕，他们在生活中不断学习和成长。因此，成人应避免过度包办，而应为婴幼儿创造更多的学习空间，给予他们充分的鼓励和支持，以促进他们能够快速、平稳地从家庭环境过渡到托育机构，与保育人员建立良好的互动关系。

· 案例 ·

宝宝的入园准备

入托入园之际，许多家长心中难免感到焦虑与不安。他们担心在家中仍需喂食、依赖尿不湿的孩子，是否能顺利融入托育园或幼儿园这一全新的生活环境。为了缓解家长的顾虑，某托育园精心策划了一场亲子活动，特别针对 19 至 24 月龄的婴幼儿家庭，邀请家长们共同参观托育园，深入了解孩子们在园中的日常作息。在活动中，家长亲眼见证了托班幼儿自主用餐的情景。他们惊喜地看到，这些初入托育园的孩子们，在保育人员的悉心指导下，不仅能够自己洗手、用勺子舀取食物，而且还能熟练地将餐具归位、独立漱口。这一幕幕让在场的家长感到惊喜，同时也让他们倍感欣慰。随后，保育人员向家长介绍了托幼一体化的教育理念，强调在这一关键阶段，培养孩子的独立自主能力和社会交往能力至关重要。保育人员的话语让家长深刻领悟到：过度保护和包办可能会阻碍孩子的成长，家长应当给予孩子更多的信任和空间，让他们自主探索和学习。

分析：为了贯彻托幼一体化的教育理念，托育园特别组织了一场婴幼儿家庭观摩活动,让家长能够直观了解这一年龄段的孩子在托育园托班的一日生活情况。通过这次活动,家长亲眼见证了孩子们已经能够使用简单的工具,并展现出了一定的自我服务能力。同时,家长也意识到,他们应当为孩子创造更多的学习机会,并在孩子尝试新事物时给予积极的鼓励和肯定,同时包容孩子在学习过程中可能带来的"小混乱"。这样的教育方式有助于孩子更快适应新环境,促进他们的全面成长。

三、婴幼儿保育的主要任务及内容

(一) 教养医模式下对婴幼儿保育的新要求

在教养医模式中,"教"是指根据婴幼儿的身心发展特点和规律进行教育,包括婴幼儿的动作发展、语言表达、认知理解、社会性培养等方面;"养"是指对婴幼儿一日生活中衣食住行等基本需求的照料;"医"是指婴幼儿的生理健康医学知识,包括身体的发育、疾病的预防与保健等。[①] 教养医育儿模式的出现,增加了"医"在保育工作中的比重,这就要求成人掌握基础的婴幼儿保健知识,从而做好婴幼儿的安全防护、营养膳食、疾病防控等工作。

小讨论

请查询你所在地区颁布的托育服务相关政策,说一说其中有关教养医结合育儿的内容。

知识链接

上海有关教养医结合的政策

上海市教育委员会在《上海市托育服务三年行动计划(2020—2022年)》中首次提出"教养医结合,保障质量"的发展要求。此外,《上海市学前教育与托育服务发展"十四五"规划》明确要求:"深化科学保教,教养医结合保障幼儿健康。深入研究幼儿身心发展的规律与特点,实施科学的保育和教育。重视对幼儿口腔卫生、用眼卫生、疾病预防等健康卫生习惯和健康生活方式的培养,加强对幼儿近视、龋齿、肥胖等的预防,提高对幼儿身心健康问题的科学判断与干预能力。"同时,该《规划》还强调:"幼儿园确保每日 2 小时户外活动的效果与质量,提升幼儿身体素质与健康素养。提升幼儿健康日常监测的全面性、科学性、准确性和基于大数据的幼儿身心健康监测水平。"

---

① 刘婷,左志宏,杨长江,等."教养医"指导模式对婴幼儿家庭教养知识提升的影响[J].学前教育研究,2022(5):57—68.

（二）婴幼儿保育的主要任务

在科学养育理念的指导下，按照保育为主、保教结合的原则，婴幼儿保育工作的主要任务包括：保障婴幼儿的身心健康、培养婴幼儿良好的生活卫生习惯、促进婴幼儿的智力发展、培养婴幼儿良好的品德行为以及为家庭中的养育人提供多元的社会支持。

1. 保障婴幼儿的身心健康

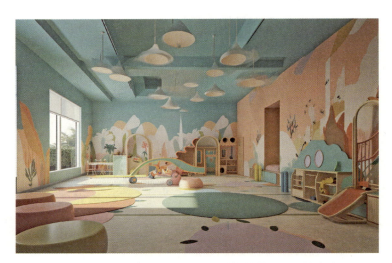

图1-1-7 通过良好的环境，促进婴幼儿身心的健康发展

婴幼儿的身心健康是保育工作的核心。在身体健康层面，成人应确保婴幼儿获得均衡的营养、充足的睡眠、适当的体育锻炼以及及时的医疗关怀，这些措施有助于预防疾病，促进婴幼儿身体各系统的健康成长。在心理健康层面，成人应为婴幼儿营造一个充满爱与安全感的环境，这样的环境有助于他们建立自信和自我价值感，从而促进心理的健康发展。

2. 培养婴幼儿良好的生活卫生习惯

良好的生活卫生习惯对婴幼儿的长期健康至关重要。这一培养任务主要包括：教会婴幼儿基本的个人卫生技能，如正确洗手、刷牙等；培养健康的饮食习惯，鼓励他们尝试多样化的健康食物，确保营养均衡；帮助婴幼儿形成良好的作息习惯，确保他们获得充足的睡眠。此外，对于年龄稍大的婴幼儿，成人还应当教导他们保持个人空间的整洁，如学会整理玩具等。这些良好的生活卫生习惯不仅有益于婴幼儿当前的健康，而且对他们未来的生活也有着深远的影响。

3. 促进婴幼儿的智力发展

促进婴幼儿的智力发展是保育任务中至关重要的组成部分。成人应精心设计和实施一系列教育活动，旨在激发婴幼儿的好奇心和探索欲。通过提供多样化的教育性玩具、组织有趣的互动游戏，以及引入富有启发性的艺术材料，成人能够有效地帮助婴幼儿锻炼和提升认知能力,包括注意力、记忆力、语言理解能力以及解决问题的能力等。在此过程中,保育人员和家长都扮演着重要角色,他们需要携手合作,共同鼓励婴幼儿勇于提问、积极探索,并通过积极的互动和及时的反馈来支持婴幼儿的学习过程。此外,每个婴幼儿的学习速度和兴趣点都是独一无二的,因此,为他们提供个性化的关注和支持也非常重要。通过深入了解每个婴幼儿的特点和需求,成人可以更加精准地满足他们的学习和发展需求,从而促进他们的全面发展。

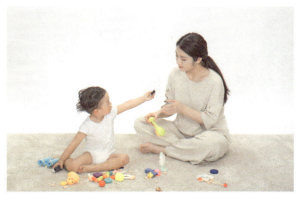

图 1-1-8 保育人员利用具有教育性的玩具来促进婴幼儿的认知发展

4. 培养婴幼儿良好的品德行为

品德教育是塑造婴幼儿性格和社会行为的关键。在婴幼儿成长的早期阶段,成人可以通过日常的互动和教育活动,引导婴幼儿理解并实践基本的道德规范和社会行为规则,包括教会婴幼儿如何表达同情、尊重他人以及对自己的行为负责等。成人还可以借助积极的榜样示范、正面的强化和一致的行为指导,帮助婴幼儿学习如何与他人和谐相处。此外,成人可以鼓励婴幼儿参与团队活动及合作游戏,从而培养他们的团队精神和社交技能。这些品德教育的实践,不仅对婴幼儿当前的个人发展至关重要,而且还是他们未来成为有责任感、有同情心的社会成员的重要基石。

5. 为家庭中的养育人提供多元的社会支持

婴幼儿的监护和抚养是其父母的法定责任与义务,家庭在婴幼儿照护中承担着主体责任。因此,政府有关部门应积极为家庭提供育儿指导服务,通过养育风险筛查与咨询指导、父母课堂、亲子活动、随访等多种形式,指导家庭养育人掌握婴幼儿早期发展的相关知识,从而增强家庭的科学育儿能力。同时,托育机构也应发挥其积极作用,通过家长开放日、家园互动栏等渠道,向家长宣传科学的育儿理念,形成家园共育的良好氛围,共同促进婴幼儿的健康成长。

· 案例 ·

指导站开放日

今天是托育园早教指导站的开放日,妈妈和奶奶一大早就带着 16 月龄的豆豆来参加此次活动。在活动中,豆豆妈妈针对豆豆的辅食添加问题向现场的儿保专家咨询。

针对豆豆妈妈关心的"16月龄的宝宝是否可以尝试自己进食""宝宝辅食中是否可以添加调味品"以及"应为宝宝添加多少辅食"等问题,儿保专家联合早教指导站保育人员,组织现场的家长进行了热烈的讨论。家长积极分享自己的养育经验,随后,儿保专家为家长提供了专业的解答。豆豆妈妈表示,在这次早教指导站开放日活动中,她收获颇丰。

分析:豆豆所在地区的政府,每年为0—3岁的婴幼儿家庭开展6次早教指导站开放日活动,同时各社区的宝宝屋也为区域内的1—3岁婴幼儿家庭提供每年12次的免费照护服务。这些早教指导站、托育机构和宝宝屋等社会机构,为家长提供了一个学习科学育儿知识、进行家庭互动的良好平台。家长通过儿保专家、早教指导站保育人员的耐心指导,以及与其他同龄婴幼儿家庭在养育经验方面的交流,切实增强了科学育儿能力,进而更好地促进了婴幼儿的健康成长。

（三）婴幼儿保育的主要内容

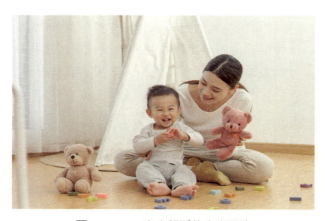

图1-1-9　安全舒适的家庭环境

婴幼儿保育的主要内容

成人应遵循婴幼儿身心发展的规律和特点,为婴幼儿提供良好的环境和条件,敏锐识别婴幼儿的需求并积极回应,从而促进婴幼儿身心的良好发展。由此,婴幼儿保育的主要内容包括:环境创设、生活照料、营养膳食、健康照护、安全照护和早期学习支持等。

1. 环境创设

创设良好的育儿环境,是促进婴幼儿身心健康发展的重要保障,也是婴幼儿保育工作的基础。家庭、托育机构要为婴幼儿创设一个整洁有序、充满感知运动刺激的生活空间,融花园、乐园于一体的有利于婴幼儿活动的环境,以保障婴幼儿身心的和谐发展。

家庭要为婴幼儿提供卫生整洁、安全舒适且充满亲情的日常护理环境以及充足的活动空间。其中,睡眠环境要注意温度适宜、空气新鲜、光线柔和。托育机构要营造清洁、安全、温馨的家庭式环境,提供安全、卫生、便捷的生活设施,创设温馨、宁静的睡眠环境,同时为婴幼儿的独自活动、同伴平行活动及小集体活动提供足够的空间。

2. 生活照料

良好的日常生活照料是促进婴幼儿生长发育的基本保障,是成人实践回应性照护的重要体现,也是建立亲子关系的重要纽带。生活照料是婴幼儿一日生活中最重要的内容,包括进食照料、睡眠照料、衣着照料、盥洗照料、排便照料、出行照料等。通过科学、细致的一日生活保育活动,可以培养婴幼儿健康的生活方式,使其养成良好的生活作息习惯。

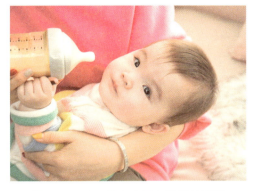

图 1 - 1 - 10　保育人员在给婴儿喂奶

3. 营养膳食

全面均衡的膳食能满足婴幼儿对能量和各种营养素的需求。充足的营养和良好的喂养能促进婴幼儿的体格生长、机体功能成熟及大脑发育。为此,成人要掌握母乳喂养、辅食添加、合理膳食、饮食行为等方面的基础知识和操作技能,为婴幼儿提供科学的喂养照料,预防婴幼儿营养性疾病的发生,并使其养成良好的饮食习惯。

4. 健康照护

成人要了解婴幼儿生长发育的特点,带领婴幼儿积极参加定期健康检查,开展生长发育监测,及时发现问题,并在医务人员的指导下尽早干预。同时,成人还需了解婴幼儿常见疾病,做到早发现、早报告、早隔离、早诊断、早治疗;掌握相应的护理技能和常见疾病的预防知识,以确保婴幼儿的身心健康。

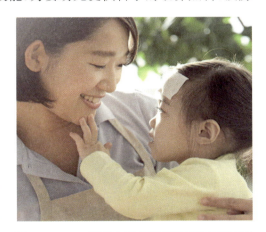

图 1 - 1 - 11　保育人员在细心照护生病的幼儿

知识链接

婴幼儿健康养育照护的基本理念

《3岁以下婴幼儿健康养育照护指南(试行)》指出,婴幼儿健康养育照护的基本理念之一就是"认真学习提高养育素养"。该《指南》建议:养育人要学习婴幼儿生长发育知识,掌握养育照护和健康管理的各种技能和方法,不断提高科学育儿的能力,在养育的实践中,与儿童同步成长。养育人的身心健康会影响养育照护过程,从而对儿童健康和发展产生重要影响。养育人应主动关注自身健康,保持健康生活方式,提高生活质量,定期体检,及时发现和缓解养育焦虑,保持身心健康。

5. 安全照护

预防婴幼儿伤害是成人的基本责任，对婴幼儿一生的健康至关重要。婴幼儿伤害的发生，往往与其自身的生理特征、行为模式、被照护情况、所处环境等诸多因素有关。常见的伤害类型包括窒息、跌倒伤、烧烫伤、溺水、中毒、异物伤害、道路交通伤害等。安全照护的主要内容包括：不能让婴幼儿离开自己的视线范围，高度重视安全看护；熟悉各种安全规范，了解常见的伤害类型及预防措施，对婴幼儿可能遭遇的意外伤害安全隐患有清晰的认识，从而有效规避伤害风险；掌握常用的急救技能，并在日常生活中注重培养婴幼儿初步的安全意识。

6. 早期学习支持

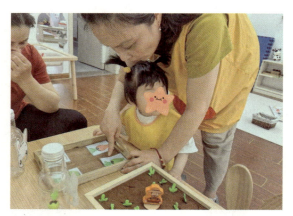

图1-1-12　保育人员在指导幼儿开展活动

0—3岁是个体发展的奠基阶段，尤其是行为习惯和学习品质形成的重要时期。婴幼儿健康的生活方式、良好的生活自理能力、积极的情绪情感和初步的社会交往能力等，都是在日常生活和游戏中，在成人的支持和鼓励下，经过观察、模仿及反复练习而逐渐形成的。为此，成人要营造积极的探索氛围，为婴幼儿提供锻炼的机会，让其在生动、有趣的各类活动和游戏中，潜移默化地养成良好的行为习惯，开启潜能，促进发展。

> **· 案例 ·**
>
> 阅读活动：打开、打开
>
> 阅读时间到了，保育人员、家长和宝宝正在进行集体阅读活动。保育人员开始阅读故事《打开、打开》："方方的纸盒，摇一摇（摇晃书本），笃笃笃，有东西，打开、打开，是小熊。扁扁的纸盒，摇一摇（摇晃书本），笃笃笃，有东西，打开、打开，是餐具……"保育人员在讲故事的时候，8位宝宝都全神贯注地看着故事画面。
>
> 接着，保育人员拿出了一个盒子，带领家长和宝宝一起说："圆圆的盒子，摇一摇（保育人员摇晃盒子，盒子里发出笃笃笃的声音），有东西，打开、打开。"这时，15月龄的瑶瑶和18月龄的好好走了过来，好奇地想看个究竟。"坐下来，老师才能打开哦。"保育人员将盒子往身后一藏，两位宝宝往后退了几步，家长顺势把他们拉了回来。"我们一起说打开、打开。"保育人员打开了盒子，拿出一颗鸡蛋，"哦？是什么？"家长看着宝宝说："是鸡蛋。"
>
> **分析**：保育人员利用日常生活中的物品、反复的句式结构，让婴幼儿在认识物品形状、学会匹配的同时，初步感知物品之间的逻辑关系，促进了婴幼儿思维的发展，对其早

期学习提供了有力的支持。保育人员根据婴幼儿的月龄特点选择适合他们阅读的内容,充分挖掘故事素材,凸显集体阅读的特点,并在阅读中加入互动的环节,引导婴幼儿在反复倾听的过程中进行模仿表达。同时,保育人员设计了游戏演示环节,旨在引导婴幼儿和家长创设属于他们自己的"打开、打开"游戏,将阅读带来的快乐得以延续,并与日常生活经验紧密结合。例如,家长可以选择各式各样的盒子,并在里面藏各种小玩具,跟孩子一起玩属于他们自己的"打开、打开"游戏。

思考与练习

一、判断题

(1) 婴幼儿时期是生命全周期中生长发育最快的时期,是出生后的第一个发育高峰。(　　)

(2) 婴幼儿保育工作就是家长或专业保育人员要为 0—3 岁婴幼儿提供其生存、学习与发展所必需的、安全且良好的物质条件,同时给予精心的看护、照顾和培养,旨在促进他们身体的健康成长。(　　)

(3) 在婴幼儿的成长过程中,父母的陪伴或稳定的家庭养育人不能缺少。(　　)

二、选择题

(1) 儿童生长发育的关键时期是(　　)。

　　A. 0—3 岁　　　　　B. 3—4 岁　　　　　C. 4—5 岁　　　　　D. 5—6 岁

(2) 婴幼儿保育工作要按照(　　)的原则,最大限度地保护婴幼儿,确保婴幼儿的安全和健康。

　　A. 遵循婴幼儿成长特点和规律　　　　　B. 儿童优先

　　C. 安全优先　　　　　　　　　　　　　D. 健康优先

(3) 在下列睡眠环境中,适合婴幼儿的是(　　)。

　　A. 刚装修完的儿童房　　　　　　　　　B. 独用儿童床

　　C. 背阴的房间　　　　　　　　　　　　D. 门窗紧闭的空调房间

(4) 婴幼儿伤害的发生与其自身的(　　)、所处环境等诸多因素有关。

　　A. 危险意识强　　　　　　　　　　　　B. 危险意识差

　　C. 运动能力好　　　　　　　　　　　　D. 避险能力强

(5) 婴幼儿喝水时,保育人员提醒他们先吹一吹,小口慢慢喝,这体现了(　　)的原则。

　　A. 尊重儿童　　　　B. 科学规范　　　　C. 保教结合　　　　D. 注重启蒙

三、简答题

(1) 婴幼儿保育的原则有哪些?

(2) 简述婴幼儿保育的主要任务及内容。

四、综合实践题

(1) 著名心理学家巴甫洛夫曾说过:"婴儿从降生的第三天开始教育,就迟了两天。"你如何理解这句话?

(2) 阅读案例,回答问题。

　　王先生夫妇是一对忙碌的年轻夫妻,当下他们的可爱宝宝10月龄大。由于工作繁忙,他们无法照顾宝宝,于是决定将宝宝送到爷爷奶奶家去。但是没过多久,他们在宝宝的教养方式上与爷爷奶奶产生了分歧,这使得他们倍感烦恼。

问题1:隔代教养是目前比较常见的一种家庭教养方式。你如何看待隔代教养?

问题2:"为家庭中的养育人提供多元的社会支持"是婴幼儿保育的主要任务之一。假如你是这名宝宝的保育人员,对于王先生夫妇的苦恼,你有什么好的建议?

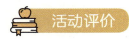 活动评价

学习活动评价表

评价维度	评价项目	分值(分)	评分(分)
知识	思考与练习(判断题、选择题、简答题)	30	
能力	思考与练习(综合实践题)	30	
素养	职业精神、自我管理、团队协作、沟通表达	40	
总　分		100	
总结与反思			

案例导入

　　早晨,一群 2 岁多的小宝宝们晃晃悠悠地走进幼儿园。他们有的斜挎着小书包,有的抱着玩偶,还有的拎着一小袋尿不湿……保育人员早已守候在门口,面带微笑地和他们打招呼,随后迎上前去,温柔地牵起他们的小手。宝宝们也就此开始了幼儿园一天的生活。

　　近些年,我国出台了许多支持幼儿园开设托班的政策,现在有越来越多 3 岁以下的孩子可以走进幼儿园。保育人员宛如幼儿园的"妈妈",在给予孩子细致入微的生活护理的同时,还科学合理地规划着他们的饮食、睡眠、运动、游戏等各项活动。幼儿园以游戏的形式开展符合孩子年龄特点的早期学习支持活动,旨在帮助和指导孩子养成良好的生活习惯。这些专业的照护,促进了孩子的全面发展。

　　想一想: 托班宝宝在来园之前,保育人员要做哪些准备工作?幼儿园的一日活动内容有哪些?除了幼儿园的托班,还有哪些机构可以提供托育服务?

　　托育机构的婴幼儿保育工作是婴幼儿照护服务的重要组成部分,同时也是个体生命全周期服务管理体系的重要内容。托育机构通过创设适宜的环境,合理安排一日活动,包括生活照料、安全看护、平衡膳食和早期学习机会等,全方位地促进婴幼儿身心的健康发展。

一、托育机构概述

　　在介绍托育机构保育活动之前,我们需要先了解托育机构及其从业人员,以对托育机构有整体性的认知,并在此基础上,更好地理解托育机构保育活动。

(一)托育机构设置

　　托育机构是指经有关部门登记、卫生健康部门备案的,为 3 岁以下婴幼儿提供全日托、半日托、计时托、临时托等托育服务的机构。国家卫生健康委颁布的《托育机构设置标准(试行)》中规定:托育机构可设置乳儿班、托小班、托大班三种班型,具体分类和要求见表 1-2-1。

表 1-2-1　托育机构班型设置

班型	年龄段	人数要求
乳儿班	6—12 月龄	10 人以下
托小班	12—24 月龄	15 人以下
托大班	24—36 月龄	20 人以下

注：18 月龄以上的婴幼儿可混合编班，每个班不宜超过 18 人。

《中共中央国务院关于优化生育政策促进人口长期均衡发展的决定》明确指出，要"大力发展多种形式的普惠服务""推动建设一批方便可及、价格可接受、质量有保障的托育服务机构"。在此框架下，该文件不仅强调要"加强社区托育服务设施建设""制定家庭托育点管理办法"，还特别提出要"鼓励和支持有条件的幼儿园招收 2 至 3 岁幼儿"。

·案例·

专业指导助力宝宝成长

在儿子多多两岁半时，妈妈王女士就把他送往托班。王女士不仅希望能有人帮忙带孩子，而且希望孩子能在专业人员的指导下健康成长。在考量了多家托育机构的办学性质、安全保障、地理位置、价格高低、内外环境、师资水平、照护内容等多项因素后，她选择了目前的托育机构。"多多刚入园时会一直在门口哭，但一段时间后就逐渐适应了，现在交了很多新朋友。"王女士说。

分析： 为了满足人民群众多层次、多样化的托育服务需求，国家制定了一系列政策来支持托育服务体系的建设，加快普惠托育服务发展。在此背景下，托育服务行业发展势头良好，家长可以依据自己的要求，挑选中意的、可信赖的托育服务机构，缓解了许多家庭的照护压力。

因此，本教材中所述的托育服务，特指由幼儿园托班、托育园以及社区托育点等机构，为 3 周岁以下婴幼儿所提供的照护与保育服务。

（二）托育机构从业人员

为了有效开展婴幼儿照护服务，逐步满足人民群众对托育服务的需求，促进婴幼儿健康成长、广大家庭和谐幸福、经济社会持续发展，托育机构需要建设一支品德高尚、富有爱心、敬业奉献、素质优良的婴幼儿托育服务工作队伍。按照国家有关规定，托育机构应根据场地条件,合理确定收托婴幼儿的规模,并配置综合管理、保育照护、卫生保健、安全保卫等工作人员。这里主要介绍托育机构负责人、保育师和保健员三类工作人员。

（1）托育机构负责人。托育机构负责人负责落实机构的一日活动计划及保育活动的组织与管理;建立并组织执行本机构的各项规章制度;负责指导、检查和评估保育师、保健员以及其他工作人员的工作。

（2）保育师。在托育机构中,保育师是保育活动的主要实施者,主要负责婴幼儿的日常生活照料、安全看护,以及组织和实施游戏活动等,旨在帮助婴幼儿养成良好的行为习惯,呵护婴幼儿健康成长。

（3）保健员。保健员对托育机构全体婴幼儿的身体健康负责,应按照国家卫生保健工作规范,履行一日活动各环节的工作职责。

本教材中提及的"保育人员"涵盖上述三类工作人员。然而,在详细介绍保育活动的设计与组织环节时,则主要聚焦于"保育师"的角色与职责。

知识链接

《托育从业人员职业行为准则（试行）》

不论我们从事的是托育机构中的哪个岗位,我们都必须遵守国家卫生健康委办公厅印发的《托育从业人员职业行为准则（试行）》,做一名热爱孩子、爱岗敬业的好老师。

一、坚定政治方向。坚持以习近平新时代中国特色社会主义思想为指导,贯彻落实党中央关于托育工作的决策部署。不得有损害党中央权威和违背党的路线方针政策的言行。

二、自觉爱国守法。忠于祖国,忠于人民,恪守宪法原则,遵守法律法规,依法依规开展托育服务。不得损害国家利益、社会公共利益、违背社会公序良俗。

三、传播优秀文化。传承中华传统美德和优秀文化,践行社会主义核心价值观,培养婴幼儿良好品行和习惯。不得传播有损婴幼儿健康成长的不良文化。

四、注重情感呵护。敏感观察,积极回应,尊重个体差异,关心爱护每一位婴幼儿,形成温暖稳定的关系。不得忽视、歧视、侮辱、虐待婴幼儿。

五、提供科学照护。遵循婴幼儿成长规律,合理安排每日生活和游戏活动,支持婴幼儿主动探索、操作体验、互动交流和表达表现。不得开展超出婴幼儿接受能力的活动。

六、保障安全健康。创设安全健康的环境,熟练掌握安全防范、膳食营养、疾病防控和应急处置等方面的知识和技能。不得在紧急情况下置婴幼儿安危于不顾,自行逃离。

七、践行家托共育。注重与婴幼儿家庭密切合作,保持经常性良好沟通,传播科学育儿理念,提供家庭照护指导服务。不得滥用生长发育测评等造成家长焦虑。

八、提升专业素养。热爱托育工作,增强职业荣誉感,加强业务学习,做好情绪管理,提高适应新时代托育服务发展要求的专业能力。不得有损害职业形象的行为。

九、加强团队协作。尊重同事,以诚相待,相互支持,充分沟通婴幼儿信息,协同开展照护活动,不断改进和提升服务质量。不得敷衍塞责、相互推诿、破坏团结。

十、坚守诚信自律。诚实守信,严于律己,尊重婴幼儿及其家庭的合法权益,自觉遵守托育服务标准和规范。不得收受婴幼儿家长礼品或利用家长资源谋取私利。

小讨论

在了解了托育机构的类型和从业人员的职责之后,你希望将来的工作岗位是什么样的? 你会成为一名怎样的保育人员?

(三) 托育机构一日活动

托育机构应当通过合理科学的一日活动安排,培养婴幼儿的生活卫生习惯,促进其精细动作与粗大动作、语言、认知、情感与社会交往等能力的全面发展。托育机构一日活动主要分为生活活动、体能活动和游戏活动。

(1)生活活动:包括入园、进餐、饮水、盥洗、如厕、更衣、睡眠、离园等环节,旨在帮助婴幼儿养成良好的饮食习惯及规律的作息习惯,学习基本的生活技能,逐步建立良好的生活卫生行为习惯。

(2)体能活动:通过创设适宜的活动环境,以及利用合适的运动器材,帮助婴幼儿进行身体锻炼,确保婴幼儿享有适当强度和频次的大运动活动,以此增强婴幼儿的运动能力和环境适应能力,从而助其收获健康的体魄和愉悦的情绪。

(3)游戏活动:鼓励婴幼儿尝试操作、摆弄、探索和交往活动,通过具体且多感官参与的直接体验来促进其有效学习。游戏活动主要分为两类:一是自主游戏活动。保育人员引导婴幼儿在游戏情境中,按照自己的意愿和能力,自由选择、自主开展、自发交流。在此过程中,婴幼儿能够充分发挥自己的想象力和创造力,提升好奇探究的品质,进而促进情感与社会性的良好发展。二是集体游戏活动。保育人员采用谈话、听赏、表演等多种方式,寓教于游戏,有目的、有计划地引导婴幼儿通过直接感知、实际操作和亲身体验来获取经验,帮助婴幼儿养成敢于探究和尝试、乐于想象和创造等良好的行为品质,促进其语言、认知、动作、审美等领域的全面发展。

• 案例 •

托育机构的一日活动安排实例

微课视频

托育机构一日活动

表 1-2-2　某托育园一日活动安排（乳儿班、托小班、托大班）

乳儿班		托小班、托大班	
时　间	内　容	时　间	内　容
7:30—8:30	入园、晨检、护理	7:30—8:00	入园、晨检
8:30—9:00	早餐	8:00—8:30	早餐
		8:30—9:00	盥洗、饮水、如厕、自主游戏
9:00—10:00	户外活动/身体活动	9:00—10:00	户外活动
10:00—10:30	护理、餐点	10:00—10:30	盥洗、饮水、如厕、餐点
10:30—11:30	睡觉	10:30—11:30	自主游戏/集体游戏
11:30—11:45	护理	11:30—11:45	盥洗、如厕
11:45—12:15	午餐	11:45—12:15	午餐
12:15—13:00	自主游戏/集体游戏	12:15—12:30	漱口、餐后自主活动
13:00—15:00	睡觉	12:30—15:00	午睡
15:00—15:30	护理、餐点	15:00—15:30	盥洗、饮水、如厕、餐点
15:30—16:30	户外活动/身体活动	15:30—16:30	户外活动
16:30—17:30	自主游戏/护理/离园	16:30—17:30	自主游戏/离园

表 1-2-3　某幼儿园托班一日活动安排

时　间	内　容
8:00—8:30	测温入园、晨检、活动前准备、家园交接、稳定情绪
8:30—9:15	室内分散活动（区域游戏）
9:15—9:45	生活活动（饮水、点心、如厕、整理仪表、自由活动）
9:45—10:10	户外活动

（续表）

时　间	内　容
10：10—11：10	室内或户外运动活动，或专用活动室活动（根据活动室安排表）
11：10—11：40	餐前准备（如厕、盥洗等）
11：40—12：00	午餐、自由活动（散步等）
12：00—14：30	午睡（14：15 开始起床，起床前测温）
14：30—14：50	生活活动（饮水、点心、如厕）
14：50—15：45	室内或户外分散游戏活动
15：45—16：00	离园活动
16：00—16：30	教师教研活动

分析： 在安排婴幼儿的一日活动时，必须充分考虑婴幼儿的身心发展特点和规律，科学、合理地安排婴幼儿的进餐、饮水、如厕、盥洗、睡眠等一日生活活动，室内及户外体能活动（建议户外活动每天不少于 2 小时），以及自主、集体游戏活动，从而促进婴幼儿身体和心理的全面发展。

二、托育机构保育活动的目标与要求

托育机构应当根据婴幼儿身心发展的特点和规律，制定科学的保育活动方案，合理安排婴幼儿的一日活动，支持婴幼儿主动探索、操作体验、互动交流和表达表现，丰富婴幼儿的直接经验。根据《托育机构保育指导大纲（试行）》《3 岁以下婴幼儿健康养育照护指南（试行）》的要求，以及托育机构的实践经验，保育活动具体可分为生活与习惯、感知与动作、认知与探索、语言与沟通、情感与社会等领域。

（一）生活与习惯

这一类型的保育活动主要包括营养与喂养、睡眠、生活与卫生习惯等方面。

1. 营养与喂养

营养与喂养保育活动的目标主要有：第一，帮助婴幼儿获取安全、营养的食物，使其达到正常生长发育水平。第二，培养婴幼儿良好的饮食行为习惯。营养与喂养保育活动的具体要求包括以下四点。

（1）制定膳食计划和科学食谱，为婴幼儿提供与年龄发育特点相适应的食物，规律进餐，为有特殊饮食需求的婴幼儿提供喂养建议。

（2）为婴幼儿创设安静、轻松、愉快的进餐环境，协助婴幼儿进食，并鼓励婴幼儿表达需求、及时回应，坚持顺应喂养原则，不强迫进食。

（3）有效控制进餐时间，加强进餐看护，避免发生伤害。

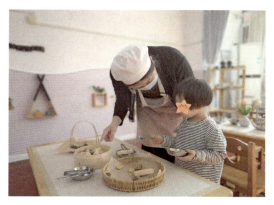

图 1-2-1　保育人员指导婴幼儿自己拿取食物

*（4）指导养育人掌握母乳喂养、辅食添加、合理膳食、饮食行为等方面的基本知识和操作技能，为婴幼儿提供科学的营养喂养照护，预防儿童营养性疾病的发生，促进婴幼儿健康成长。

2. 睡眠

睡眠保育活动的目标主要有：第一，确保婴幼儿获得充足睡眠。第二，培养婴幼儿独自入睡和作息规律的良好睡眠习惯。睡眠保育活动的具体要求包括以下三点。

（1）为婴幼儿提供良好的睡眠环境和设施，温度、湿度适宜，白天睡眠不过度遮蔽光线，设立独立床位，保障安全、卫生。

（2）加强睡眠过程的巡视与照护，注意观察婴幼儿睡眠时的面色、呼吸、睡姿，避免发生伤害。

（3）关注个体差异及睡眠问题，采取适宜的照护方式。

3. 生活与卫生习惯

生活与卫生习惯保育活动的目标主要有：第一，引导婴幼儿学习盥洗、如厕、穿脱衣服等生活技能。第二，帮助婴幼儿逐步养成良好的生活卫生习惯。生活与卫生习惯保育活动的具体要求包括以下七点。

（1）保持托育机构的安全与卫生，预防异物吸入、烧烫伤、跌落伤、溺水、中毒等婴幼儿伤害事故的发生。

（2）在生活中逐渐帮助婴幼儿养成良好的习惯，做好回应性照护，引导其逐步形成规则和安全意识。

（3）注意培养婴幼儿良好的用眼习惯，限制观看电子屏幕的时间。

（4）注意培养婴幼儿良好的口腔卫生习惯，预防龋齿。

（5）在各生活环节中做好观察，若发现有精神状态不良、烦躁、咳嗽、打喷嚏、呕吐等表现的婴幼儿，要对其加强看护，必要时及时隔离，并联系家长。

＊ 标注该符号的部分为家园共育方面的要求。

*（6）指导养育人重视对婴幼儿的生活照护，创设良好的居家环境，了解、辨识婴幼儿常见的健康问题，掌握日常家庭护理技能，培养婴幼儿健康的生活方式，使其养成良好的生活作息习惯。

*（7）指导养育人树立预防婴幼儿伤害的意识，牢记婴幼儿不能离开养育人的视线范围，养成安全看护的行为习惯，提升家庭环境安全水平，掌握常用的急救技能，预防婴幼儿伤害发生。

（二）感知与动作

感知与动作保育活动的目标主要有：第一，帮助婴幼儿掌握基本的粗大动作技能。第二，帮助婴幼儿达到良好的精细动作发育水平。感知与动作保育活动的具体要求包括以下四点。

（1）在各个生活环节中，创设丰富的身体活动环境，确保活动环境和材料的安全、卫生。

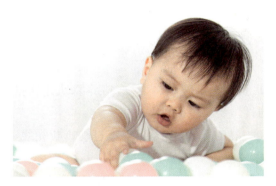

图1-2-2 感知与动作保育活动——抓球

（2）充分利用日光、空气和水等自然条件，引导婴幼儿进行身体锻炼，保证他们有充足的户外活动时间。

（3）安排类型丰富的活动和游戏，并保证婴幼儿每日享有适宜强度、频次的大运动活动；做好运动中的观察及照护，避免发生运动伤害事故。

（4）对于处于急性或慢性疾病恢复期的婴幼儿，及时为其调整活动强度和时间；对于运动发育迟缓的婴幼儿，给予有针对性的指导，及时干预。

（三）认知与探索

认知与探索保育活动的目标主要有：第一，引导婴幼儿充分运用各种感官探索周围环境，有好奇心和探索欲。第二，逐步发展婴幼儿的注意、观察、记忆、思维等认知能力。第三，引导婴幼儿自己想办法解决问题，有初步的想象力和创造力。认知与探索保育活动的具体要求包括以下三点。

（1）创设环境，促进婴幼儿通过视、听、触摸等多种感觉活动与环境充分互动，丰富认知和记忆经验。

（2）保护婴幼儿对周围事物的好奇心和求知欲，耐心回应婴幼儿的问题，鼓励他们自己寻找答案。

（3）在确保安全、健康的前提下，支持和鼓励婴幼儿主动探索。

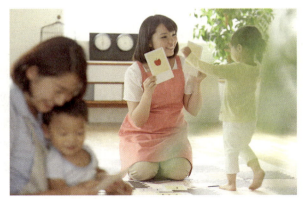

图1-2-3 认知与探索保育活动——认识水果

（四）语言与沟通

语言与沟通保育活动的目标主要有：第一，培养婴幼儿对声音和语言的兴趣，学会正确发音。第二，帮助婴幼儿学会倾听和理解语言，逐步掌握词汇和简单的句子。第三，帮助婴幼儿学会运用语言进行交流，表达自己的需求。第四，引导婴幼儿愿意听故事、看图书，初步发展早期阅读的兴趣和习惯。语言与沟通保育活动的具体要求包括以下三点。

（1）创设丰富且有应答的语言环境，提供正确的语言示范，保持与婴幼儿的交流和沟通，引导其倾听、理解和模仿语言。

（2）为不同月龄的婴幼儿提供并阅读合适的儿歌、故事及图画书，也可进行师幼（亲子）共读，培养其早期阅读的兴趣和习惯。

（3）关注语言发展迟缓的婴幼儿，并给予个别指导。

（五）情感与社会

情感与社会保育活动的目标主要有：第一，培养婴幼儿的安全感，使其能够理解和表达情绪。第二，帮助婴幼儿形成初步的自我意识，逐步发展其对情绪和行为的自我控制能力。第三，引导婴幼儿与成人、同伴积极互动，发展初步的社会交往能力。情感与社会保育活动的具体要求包括以下五点。

（1）观察、了解每个婴幼儿独特的沟通方式和情绪表达特点，正确判断其需求，并给予及时、恰当的回应。

（2）与婴幼儿建立信任和稳定的情感联结，使其有安全感。

（3）建立一日生活和活动常规，开展规则游戏，帮助婴幼儿理解和遵守规则，逐步发展规则意识，适应集体生活。

（4）创造机会，支持婴幼儿与同伴、成人进行交流互动，体验交往的乐趣。

*（5）指导养育人重视并掌握亲子交流与玩耍的知识及技能，充分利用家庭和社区资源，为婴幼儿提供各种交流玩耍的机会，促进婴幼儿各方面能力的协同发展。

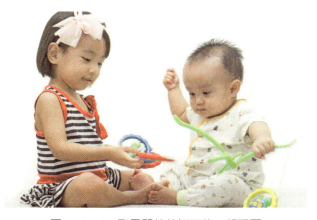

图 1-2-4　引导婴幼儿与同伴一起玩耍

三、托育机构保育活动的设计与组织

(一)保育活动设计与组织的流程

托育机构应结合实际情况,拓展和细化一日活动内容,制定并实施保育活动计划。保育活动的组织与实施流程主要有:制定保育活动计划、设计保育活动、创设活动环境、组织保育活动和开展活动评价等。

(1)制定保育活动计划。根据各年龄段婴幼儿的身心发展特点,确定相应的保育目标和要点(见表1-2-4),然后根据婴幼儿的现有发展水平和兴趣,以及一日活动安排,制定保育活动计划(见表1-2-5)。活动需要涵盖各发展领域,以促进婴幼儿的全面发展。

表1-2-4 某托育机构7—12月龄婴儿各领域发展目标(部分)

发展领域	发展目标
生活与习惯	1. 能自己拿住奶瓶进食 2. 能吞咽糊状辅食,尝试多样化进食 3. 能自己拿食物吃 ……
感知与动作	1. 能自己坐稳 2. 会撑起身体向前爬行 3. 能在协助下站立与行走 ……
认知与探索	1. 会分辨熟悉的家人与陌生人 2. 能用口腔探索事物 3. 呼叫他的名字时会有反应 ……
语言与沟通	1. 能模仿成人的简单话语 2. 会以肢体动作进行沟通(如用手指物或摇头、点头) 3. 能理解简单语汇的意思 ……
情感与社会	1. 能在成人的引导下与同伴进行简单交往 2. 能简单表达自我需求情绪 3. 能与养育人建立情感联结(如主动伸手要抱) ……

表 1-2-5 某托育机构 7—12 月龄婴儿保育活动计划（部分）

周次	发展领域	活动名称	活动内容	活动目标	活动材料
第一周	生活与习惯	好吃的食物	让婴儿品尝各种不同的食物	促进婴儿进食多样化，让婴儿逐渐接受水果和蔬菜	该阶段婴儿可以进食的水果和蔬菜
	感知与动作	宝宝爬爬乐	让婴儿追随目标物练习爬行动作	在学会手膝着地、双侧交互爬行的基础上，练习跨越障碍物爬	枕头、毛巾、玩具
	认知与探索	咬一咬	为婴儿提供牙胶等玩具，观察他是否会用嘴巴探索玩具	满足口腔期发展的需求；感受各类玩具的质感	经过消毒的可供婴儿口腔探索的玩具
	语言与沟通	××在哪里	让婴儿指认盒子上的图片	能够将名称与物品进行对应，提升认知能力及语言理解能力	空盒子、即时贴、裁纸刀、笔、卡纸若干、彩纸若干
	情感与社会	抱一抱	让婴儿尝试与同伴拉拉手、抱一抱	引导婴儿学习与同伴交往的方式	玩具、可分享的食物

（2）设计保育活动。将制定的保育活动计划转化为相应的保育活动方案。保育活动应以游戏为主要形式，因为游戏是婴幼儿学习的主要方式；同时，还要注意设计一定数量的户外活动。

（3）创设活动环境。为了支持保育活动的有效实施，以及婴幼儿的探索和学习，保育人员需要根据活动要求创设一个安全、舒适且富有启发性的环境；根据参与活动的婴幼儿人数，提供相应数量的玩具、图书等材料，并注意材料的适宜性和安全性。

（4）组织保育活动。活动时，保育人员要注意观察婴幼儿的兴趣点，引导他们积极参与活动，同时确保婴幼儿的安全。如果是亲子活动，保育人员还需要指导家长与孩子进行互动。

（5）开展活动评价。活动评价是组织与实施保育活动过程中的重要一环，包括对婴幼儿发展的评价和保育活动设计的评价等。通过评价婴幼儿在活动中的表现，可以更为科学地评估婴幼儿的发展情况，为保育人员及家长提供有针对性的改进建议。通过评价保育活动本身,可以帮助保育人员了解活动是否符合婴幼儿的发展特点,如活动目标是否处于婴幼儿的最近发展区等,从而及时调整活动方案,以达到使婴幼儿全面发展的目的。

（二）保育活动设计的方法与原则

托育机构保育活动的设计主要包含活动名称、活动目标、活动准备、活动过程和活动分析等部分,可以根据托育机构的实际情况做相应调整。

（1）活动名称:通常包含名称、婴幼儿月龄段等内容。活动名称要简洁,能够凝练活动的主要内容。

（2）活动目标:保育活动的核心部分,明确活动预期所要达成的结果。保育人员可以根据该月龄段婴幼儿的身心发展特点、发展目标,该领域的保育要点,以及婴幼儿现有的发展水平确定活动目标。活动目标应是具体、可衡量和可达成的。

（3）活动准备:包括物质准备和经验准备等。物质准备包括环境的布置,玩具、图书等材料的准备;经验准备指婴幼儿需要具备的相关知识和经验。

（4）活动过程:从活动开始到结束的一系列有计划、有组织的行动步骤,是活动设计的主体部分。

（5）活动分析:包括活动的注意事项、延伸拓展和家园互动等内容。

 活动实例

摇摆毛巾（6—24 月龄）

活动目的:

（1）促进婴儿前庭功能的发育,提高平衡能力。

（2）增进婴儿与养育人之间的感情。

活动准备:

大毛巾或毯子。

摇摆毛巾

活动过程:

父母将毛巾打开,让婴儿纵向躺在毛巾上,朝左右方向摇一摇毛巾,或上下同步晃动毛巾(坐小电梯)、一上一下晃动毛巾(坐跷跷板)。在和婴儿游戏的时候,父母可以边晃动毛巾边与婴儿互动,如可以说"宝宝,我们来坐小电梯啦""电梯升上去了,电梯降下来了"等。

活动分析:

这是一个训练婴儿平衡能力的游戏,可以促进婴儿前庭功能的发育。这个游戏需由父母共同参与才能完成。婴儿可以在游戏中体验父母的关爱,增进亲子感情。

在设计保育活动时,需要遵循适宜性、游戏化、生活化和互动性等原则。

(1)适宜性。在设计保育活动时,应确保活动符合婴幼儿的身心发展特点、需求、兴趣和能力。同时,应充分考虑婴幼儿的个体差异,以满足不同婴幼儿的发展需求。

(2)游戏化:游戏是婴幼儿主要的学习方式,也是他们最喜欢的活动之一。因此,保育活动的设计应以游戏为主导,通过游戏激发婴幼儿的学习兴趣,使他们在游戏中自然而然地发展。

(3)生活化:婴幼儿的认知和行为与其日常生活密切相关。因此,保育活动的设计应秉持保教结合原则,将教育与生活紧密融合,从婴幼儿的生活中寻找教育契机,让他们在生活中成长和发展。

(4)互动性:婴幼儿正处于身心快速发展的阶段,他们通过与他人和环境的互动来获取新的经验和知识。因此,保育活动的设计应注意为婴幼儿提供丰富多样的互动机会,如与成人的肢体互动、与其他同伴的社交互动等,以促进他们社会交往能力的发展。

小讨论

收集托育机构保育活动方案,根据保育活动设计的方法与原则,说说这些方案是否符合设计要求,是否还体现了其他原则。

(三) 保育活动实施的注意事项

保育人员若想有效达成保育活动目标,则需要在活动的实施过程中关注每一个婴幼儿,灵活调整活动实施策略,具体需要注意以下几方面。

(1)引导与回应:在实施保育活动时,保育人员需要细致地观察婴幼儿的活动情况,积极、主动地回应他们的需求。这里不仅指与活动内容有关的需求,还包括生活照护方面的需求,尤其是小月龄的婴幼儿。当婴幼儿对某项活动表现出兴趣时,保育人员应给予鼓励和支持,帮助他们进一步探索和学习。此外,保育人员还需要注意家长与婴幼儿的互动过程,提供科学的活动建议与指导。

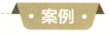

案例

都是玩具不好

张老师正在组织亲子活动,12月龄的元元坐在垫子上,手中摆弄着玩具。突然,元元的小手一滑,玩具掉了下来,砸到了小脚。元元顿时"哭"了起来,但并没有流眼泪,显然是被这个小意外给吓着了。外婆赶忙过来抱起元元安慰他,并拿起那个玩具,边拍边说："都是玩具不好,外婆帮你打它,元元不哭。"张老师看到后告诉外婆:"当宝宝有摔倒或碰擦现象时,要冷静对待。如果宝宝反应不大,家长不必过分关注,可以用微笑待之。如果宝宝有哭闹现象,家长要先关注一下宝宝的受伤情况,若无大碍则可以用语言和肢体动作来鼓励宝宝,并通过玩具或小游戏转移宝宝的注意力。当宝宝情绪稳定后,要与他进行沟通,告诉宝宝刚才是他自己不小心撞到了玩具,宝宝很痛,玩具宝宝也很痛。然后借机和宝宝一起去安慰被撞的玩具宝宝,而不是通过拍打玩具来为宝宝发泄情绪,为他的不小心寻找理由。这样才能在潜移默化中培养宝宝敢于承担、勇于接受的坚强意志。"外婆听后频频点头。之后再遇到这类情况,外婆会竖起大拇指,笑着说:"元元真勇敢。"果然,元元不再为此哭闹,而是开心地继续玩了。

分析:保育人员在组织婴幼儿活动时,不仅要关注婴幼儿的活动情况,也要能够敏锐地发现家长不正确的育儿问题,并以专业的态度对其进行指导。因为家庭是婴幼儿最重要的成长环境,只有家园协同一致,才能收获良好的教育效果。

(2)耐心与理解:当婴幼儿在活动中遇到困难,或者没有按照预设的活动进程开展活动时,保育人员要有足够的耐心和爱心,给予他们充分的时间和空间去探索与尝试。同时,保育人员还需反思和调整自己的活动方案及实施策略。

(3)安全与卫生:婴幼儿是最柔软的群体,他们的自我保护能力弱,容易受到伤害。因此,在实施保育活动时,保育人员必须确保环境、材料、设备等的安全与卫生,杜绝任何可能对婴幼儿造成伤害的安全隐患。同时,保育人员也需要关注婴幼儿在活动中的状态,如在运动时的出汗、面色等情况,以便能够及时给予恰当的照护。

(4)生动与有趣:保育人员在组织活动时,语言要生动、富有童趣,情绪要饱满,能够运用动作、表情等态势语来表现游戏或故事情境中的角色。此外,保育人员还可以在活动中播放适合婴幼儿聆听的歌曲,活跃现场氛围,激发婴幼儿的参与热情。

思考与练习

一、判断题

(1)托育机构的从业人员有负责人、保育师、育婴员、保健员、营养师等。　　　　　(　　)

(2)帮助婴幼儿养成独自入睡和作息规律的良好睡眠习惯,是托育机构认知与探索保育活动的目标。　　　　　(　　)

(3)由于婴幼儿缺乏安全意识,因此,养育人不能让婴幼儿离开自己的视线范围,以防止意外事故的发生。　　　　　(　　)

(4) 婴幼儿虽然年龄小,但保育人员也应当注重初步培养他们的早期阅读兴趣和习惯。

（　　）

(5) 为了预防婴幼儿发生儿童营养性疾病,可以让他们吃和成人一样的食物,从而保证营养全面。（　　）

(6) 为了减轻保育人员的工作压力,托育机构可以安排婴幼儿在白天多睡点时间。（　　）

二、选择题

(1) (　　)提出,要大力发展多种形式的普惠托育服务。

A. 《国务院办公厅关于促进 3 岁以下婴幼儿照护服务发展的指导意见》

B. 《中共中央国务院关于优化生育政策促进人口长期均衡发展的决定》

C. 《托育从业人员职业行为准则(试行)》

D. 《3 岁以下婴幼儿健康养育照护指南(试行)》

(2) 根据《托育机构设置标准(试行)》的规定,托大班招收 24—36 月龄婴幼儿的人数要求是(　　)以下。

A. 10 人 　　　　　 B. 15 人 　　　　　 C. 18 人 　　　　　 D. 20 人

(3) 托育机构的保育工作人员应受过(　　)培训。

A. 婴幼儿保育相关职业技能和心理健康知识

B. 卫生保健专业知识

C. 卫生保健专业知识和心理健康知识

D. 教育部门组织的专项

(4) 在婴幼儿的一日生活环节中,保育人员要做好观察,若发现有精神状态不良、烦躁、咳嗽、打喷嚏、呕吐等表现的婴幼儿,要(　　)。

A. 立即送保健室 　 B. 加强看护 　　　 C. 及时隔离 　　　 D. 马上联系家长

(5) 婴幼儿保育活动的主要内容有(　　)。

A. 照顾婴幼儿的生活 　　　　　　 B. 确保婴幼儿安全

C. 关注婴幼儿的健康状况 　　　　 D. 以上都是

三、简答题

(1) 简述托育机构各领域保育活动的目标。

(2) 简述保育活动的组织与实施流程。

四、综合实践题

根据案例情境,帮助张老师设计并撰写告家长书。

　　为了帮助婴幼儿适应集体生活,某托育园准备组织一次针对 18—24 月龄婴幼儿的半日亲子保育活动。保育人员张老师需要撰写一份告家长书,向家长介绍本次活动的目的、流程(每个环节的时间、内容和预期目标)以及需要家长配合的事项。

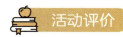 活动评价

学习活动评价表

评价维度	评价项目	分值(分)	评分(分)
知识	思考与练习(判断题、选择题、简答题)	30	
能力	思考与练习(综合实践题)	30	
素养	职业精神、自我管理、团队协作、沟通表达	40	
总　分		100	
总结与反思			

任务 2

0—1 岁婴儿保育活动的设计与组织

学习导语

　　婴儿的第一声啼哭，宣告了一个新生命正式步入人类世界。0—1 岁是个体生长发育的第一个高峰期，此阶段婴儿的身长（高）、体重等增长非常迅速。从只会啼哭到咿呀学语，从整天呼呼大睡到会坐、会爬、会走，婴儿的这些翻天覆地的变化均离不开成人的悉心护理和照料。婴儿在探索世界的过程中，喜欢用抓、扔、敲击、啃咬等方式感知事物，这就需要成人为他们创设适宜的探索环境，多与他们交流互动，多和他们玩有趣的游戏。这样既能保持婴儿的积极情绪，帮助他们与成人建立良好的情感依恋与信任关系，又能满足婴儿好奇、好动的需要，为他们日后形成良好的个性奠定基础。

　　那么，0—1 岁婴儿的身心发展具有哪些特点？如何通过保育活动来促进婴儿发展？本任务将通过观察、调研、课堂讨论、模拟实训等方式，帮助大家了解 0—1 岁的婴儿，学习 0—1 岁婴儿保育活动的设计与组织方法。

学习目标

- 了解 0—1 岁婴儿各领域发展的特点。
- 能根据 0—1 岁婴儿各领域发展的特点，为其提供科学的保育。
- 掌握 0—1 岁婴儿各领域保育活动的目标和要点。
- 能组织 0—1 岁婴儿保育活动，合理评析活动的实施情况，促进婴儿的身心发展。
- 能对 0—1 岁婴儿的活动情况进行观察，及时调整组织策略。
- 懂得自身专业素养对 0—1 岁婴儿身心发展水平的影响，提升参与课程学习的积极性。

📑 **学习准备**

- 预习本任务内容,思考"小讨论"中的问题。
- 阅读《托育机构保育指导大纲(试行)》《3 岁以下婴幼儿健康养育照护指南(试行)》等文件,了解 0—1 岁婴儿保育相关知识。
- 观看活动视频,了解 0—1 岁婴儿保育活动的组织与实施方法。

⏰ **建议学时**

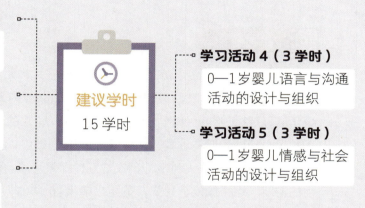

学习活动 1(3 学时)
0—1 岁婴儿生活与习惯活动的设计与组织

学习活动 2(3 学时)
0—1 岁婴儿感知与动作活动的设计与组织

学习活动 3(3 学时)
0—1 岁婴儿认知与探索活动的设计与组织

建议学时
15 学时

学习活动 4(3 学时)
0—1 岁婴儿语言与沟通活动的设计与组织

学习活动 5(3 学时)
0—1 岁婴儿情感与社会活动的设计与组织

📝 **学习笔记**

0—1岁婴儿生活与习惯活动的设计与组织

　　睿睿已经6月龄了,于是,妈妈带他去社区医院的儿保门诊进行体检。在测量身长、体重后,医生看到睿睿一直在流口水,便检查了睿睿刚长出的小牙齿,还询问了睿睿是否会自主翻身、坐起等情况。妈妈有些疑惑:对于6月龄的睿睿来说,怎样才是发育正常?成人应当如何促进睿睿的生长发育?

　　想一想:请查阅有关资料,尝试解答睿睿妈妈的疑问。

　　0—1岁婴儿需要充足的营养与睡眠,以满足其快速生长发育的需求。因此,成人须给予婴儿悉心的护理和照料,采用合理的喂养方式,及时添加辅食,并确保婴儿有充足的睡眠,从而帮助他们养成良好的生活作息习惯,促进身心的健康发展。

一、0—1岁婴儿生活与习惯保育知识

(一)0—1岁婴儿生理发展特点

　　生长发育是指从受精卵到成人的成熟过程。生长是个体在身体器官、系统和身体形态上的变化,婴幼儿早期主要表现为身长(高)、体重、头围、胸围等的变化,代表生命的"量变"。发育是指个体的细胞、组织、器官的分化与功能成熟,如动作的发展(坐、站、行等)、乳牙的萌出、言语的出现等,代表生命的"质变"。生长与发育两者密切相关:生长作为发育的物质基础,其量的变化能够在一定程度上反映出发育的成熟状况。生长发育是婴幼儿不同于成人的重要特点。0—1岁为个体出生后的第一个生长高峰期,这一阶段的生长发育状况可通过体格指标来具体体现。

　　(1)身长(高)。身长是指个体在平卧位时,头顶到足跟的长度。身高是指个体在站立位时,头顶到足底的垂直高度。它们均是反映婴幼儿体格生长和营养状况的重要指标。3岁以下婴幼儿可通过标准量床测量身长,本教材主要介绍身长这一体格指标。我国正常足月新生儿的平均出生身长为50厘米;出生后头3个月的身长增长速度最快,每月增长3厘米左右;3—6月龄时,每月身长的增长速度有所减缓,为2.2—2.4厘米,呈先快后慢的趋势;6—12

月龄时,每月增长 1.2—1.3 厘米;1 岁时,身长可达到 75 厘米左右,约为出生身长的 1.5 倍。

(2)体重。体重是指人体各器官、系统、体液的重量的总和,是反映婴幼儿营养状况的重要指标。我国正常足月新生儿的出生体重为 2500—4000 克;出生后头 3 个月的体重增长速度最快,每月增重 700—1000 克;3—6 月龄时,每月增重 600—1000 克,呈先快后慢的趋势;6—12 月龄时,每月增重速度有所减缓,为 200—300 克;1 岁时,体重约为出生时体重的 3 倍。

> **知识链接**
>
> ### 新生儿生理性体重下降
>
> 新生儿在出生后的数日内,由于进食少、水分丢失、胎粪排出等因素,可能会出现"生理性体重下降"的情况,下降幅度一般不超过 10%;出生后 3—4 天,体重降至最低点,之后将逐渐回升,一般在出生后 7—10 天恢复到出生时的体重。

(3)头围。头围是指沿右侧齐眉弓上缘最突出处经枕骨粗隆最高处绕头一周的长度,是反映人体大脑发育程度的重要指标。头部的发育高峰为个体出生后的头半年。我国正常足月新生儿出生时的平均头围为 34 厘米,前半年的增幅为 8—10 厘米,后半年约增加 3 厘米;至 1 周岁时,平均头围为 46 厘米。若头围过大(超过均值的两个标准差[①]),并伴有哭闹、呕吐甚至抽搐等表现,则考虑有脑积水或脑肿瘤的可能;反之,若头围过小(低于均值的两个标准差),且伴有动作、语言等方面的能力落后于同龄婴幼儿的情况,则考虑有脑发育迟缓的可能。

> **发展警示** ⚠
>
> 0—3 月龄:身长(高)、体重或头围没有增加。

(4)胸围。胸围反映的是胸廓、胸背部肌肉、皮下脂肪及肺的发育程度。出生时,胸廓呈圆筒状,胸围约为 32 厘米,比头围小 1—2 厘米;1 岁前后,胸围约等于头围;1 岁以后,胸围逐渐超过头围。若婴儿营养良好,胸廓发育好,胸部皮下脂肪较为丰富,也可有出生几个月胸围便大于头围的情况。

(5)牙齿。婴幼儿时期是乳牙萌发的重要阶段。婴幼儿乳牙的发育与钙、蛋白质、磷、氟、维生素 C、维生素 D 及甲状腺素等密切相关。乳牙一般在婴儿 4—10 月龄时开始相继萌出。幼儿 1 岁时,一般有 5—6 颗乳牙;2—2.5 岁时,20 颗乳牙出齐。每颗乳牙的萌出,都有相对固定的顺序和时间。自第一颗乳牙萌出到 12 月龄,需进行第一次口腔检查和患龋风险评估,之后每 3—6 个月进行定期检查。

(6)肌肉。人在出生时已经拥有了所有的肌肉纤维,肌肉组织占婴儿体重的 18%—24%。但在整个婴儿期,肌肉发育很慢。婴儿出生后,肌肉质量的增长主要是肌纤维

---

① 可参见由中华人民共和国国家卫生健康委员会发布的《7 岁以下儿童生长标准》。

加粗,而肌纤维数量则很少增加。0—1 岁婴儿肌肉发育的特点可以归纳为两个方面:一方面,婴儿肌肉中水分较多,蛋白质、脂肪及糖原较少,因此肌肉柔嫩,收缩力差,容易疲劳。另一方面,婴儿新陈代谢旺盛,氧气供应充足,疲劳后的肌肉会很快恢复机能。因此,婴儿不适合进行长时间持续的活动,建议间歇性地进行短时间的活动。此外,肌肉发育与神经中枢发育密切相关。支配大肌肉群活动的神经中枢发育相对较早,因此,大肌肉群的发育也较早启动;相比之下,小肌肉群的发育则相对较晚。例如,幼儿在 3 岁左右,其上下肢活动已趋协调,走楼梯、奔跑都很稳当,但握笔、系鞋带等手腕部精细动作还不够自如,需要逐步加以训练。

(7) 骨骼。婴儿出生时,颅骨的顶部和枕后部中央各有一处由结缔组织膜相连的区域,分别称前囟和后囟(见图 2—1—1)。前囟是由额骨与顶骨所形成的菱形间隙,出生时斜径为 1.5—2.0 厘米;在出生后数月随头围的增大而变大,6 月龄以后逐渐缩小,一般至 12—18 月龄闭合,个别婴幼儿可推迟至 2 岁左右闭合。后囟由顶骨与枕骨的骨缝构成,呈三角形,在出生后 2—3 个月闭合。如果出生时摸不到前囟,要注意是否为颅骨畸形。如果囟门早闭,要注意有无头围过小的情况。如果囟门迟闭,要注意是否患有佝偻病、脑积水等疾病。

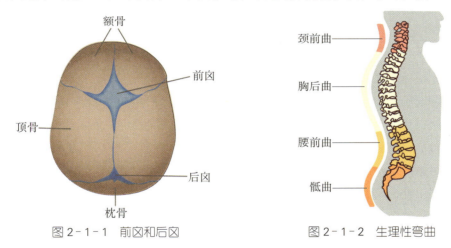

图 2—1—1 前囟和后囟   图 2—1—2 生理性弯曲

1 岁内,婴儿的脊柱增长特别快,之后增长的速度将落后于身长(高)的增速。随着婴儿动作的发展,脊柱的生理性弯曲逐渐形成(见图 2—1—2)。新生儿时期,脊柱仅呈现骶曲;大约 3 月龄时,随着婴儿能够抬头,脊柱开始出现第二个生理性弯曲——颈前曲;到了 6 月龄左右,当婴儿能够坐稳时,脊柱形成第三个生理性弯曲——胸后曲;而到了 1 岁左右,随着婴儿学会站立和行走,脊柱则出现第四个生理性弯曲——腰前曲。脊柱的 4 个生理性弯曲,对婴儿保持正常的体形和身体的平衡非常重要。

(8) 脑。0—3 岁是个体大脑发育的高峰期。新生儿出生时,大脑重量为 350—400 克,约占成人大脑重量的 25%,大脑体积是成人的 1/3,但是已经有与成人相同的脑细胞数量(约有 100 亿至 140 亿个)。6 月龄时,婴儿大脑重量为出生时的 2 倍,1 岁时接近成人大脑重量的 60%,2 岁时达到成人大脑重量的 75%,6 岁时达到 1200 克,为成人大脑重量的 85%—90%,此后大脑发育的速度逐渐减缓。大脑是心理的器官,没有大脑就没有人的心理。婴儿的心理发展在某种程度上也是大脑神经发育的体现。

（二）0—1岁婴儿生活与习惯保育要点

根据0—1岁婴儿生理发展的特点可知，该阶段婴儿生长十分迅速，需要均衡的营养和充足的睡眠。同时，婴儿身体娇嫩，生理机能尚不成熟，故需要成人细心的照护和陪伴。由此，该阶段婴儿生活与习惯领域的保育要点可以归纳为以下三个方面。

1. 提倡母乳喂养，及时添加辅食，培养进食能力

婴儿在进食时，需要调动面部的骨骼和肌肉，以及手、眼、口的协调配合，这一过程可以有效促进神经系统及精细动作的发展。同时，婴儿期是个体一生中生长发育的第一个高峰期，需要充足的营养补给，以此支持他们的生长发育，提升免疫力。因此，切实做好婴儿的进食保育工作尤为重要。

由于婴儿出生后各个器官发育尚未成熟，尤其是消化器官，因此，婴儿最初摄入的食物只有奶液。随着月龄的增长，婴儿的消化器官逐渐发育成熟，消化能力也随之增强，从而能够摄入更多样化的食物。根据婴儿的生理特点，成人在喂养0—1岁的婴儿时，应遵循阶段化原则，即分为0—6月龄、7—12月龄两个阶段。各阶段的具体要求如下：

（1）0—6月龄。第一，鼓励尽早开奶，保证第一口食物是母乳。初乳富含营养和免疫活性物质，有助于婴儿肠道功能发育，且能提供免疫保护。母亲分娩后，应尽早让婴儿吸吮乳头，使婴儿获得初乳并进一步刺激泌乳，增加乳汁分泌。第二，倡导纯母乳喂养。母亲若健康、营养均衡，她所分泌的乳汁能够满足婴儿6月龄以内对全部液体、能量和营养素的需求，是婴儿最理想的天然食物。需要注意的是，应坚持让婴儿直接吸吮母乳，尽量不使用奶瓶哺喂人工挤出的母乳；婴儿睡着后要及时拔出乳头，不要使婴儿养成口含乳头睡觉的习惯。第三，顺应喂养，建立良好的饮食习惯。婴儿出生后的3个月内，成人应遵循按需喂养的原则，不强求喂奶次数和时间。伴随着月龄的增长，婴儿的胃肠道功能逐渐成熟，喂哺间隔可逐步延长，喂哺次数随之减少。成人应敏锐捕捉婴儿进食的时间规律，逐步实现由按需喂养向规律喂养模式转换，帮助婴儿建立规律进食的良好习惯。

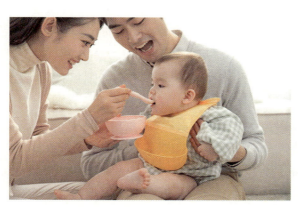

图2-1-3　给婴儿添加辅食，并让其尝试用勺子进食

（2）7—12月龄。第一，继续母乳喂养，及时添加辅食。对于这一阶段的婴儿来说，母乳仍然是重要的营养来源（应逐渐停喂夜奶）。然而，鉴于婴儿胃肠道等消化器官已相对发育完善，加之口腔运动功能的提升，以及心理、认知和行为能力等方面的发展需要，适时地为婴儿添加辅食就显得尤为重要。辅食添加应从富含铁的泥糊状食物开始，并遵循由一种到多种、由少到多、由稀到稠、由细到粗的原则。在每次引

入新食物时,成人要密切观察婴儿是否有皮疹、呕吐、腹泻等不良反应。此外,成人还需注意不要在辅食中添加糖、盐等调味品。对于不能继续母乳喂养的婴儿,可使用配方奶喂养。第二,提倡顺应喂养,鼓励但不强迫进食。该阶段喂养的特殊性在于成人的喂养行为会对婴儿的营养状况和饮食行为产生影响。因此,在喂养的过程中,成人应根据婴儿营养需求的变化,为其提供多样化且符合其生长发育水平的食物;及时感知婴儿所发出的饥饿或饱足信号,并做出恰当的回应;尊重婴儿对食物的选择,耐心鼓励和协助婴儿进食,但不强迫进食;为婴儿营造适宜的进餐环境,并树立良好的进餐榜样。第三,进食技能训练。这一阶段婴儿的进食能力发展水平为:9—10月龄时,婴儿开始接受用勺子吃东西,但仍需要成人喂。由此,成人在喂养的过程中,应鼓励婴儿自己吃饭,宽容对待婴儿用手进食的行为,鼓励婴儿从用手进食发展到使用餐具进食。此外,成人可以让婴儿坐在餐椅上与家人共同进餐。

小讨论

有人说,只要宝宝饮奶量充足,就无须喝白开水,请问这种观点正确吗?

知识链接

婴幼儿健康管理

除以上介绍的喂养要点外,成人还需定期监测婴儿的体格指标。身长(高)和体重是反映婴儿营养状况的直观指标。当患病或喂养不当时,婴儿会因营养不良而出现生长缓慢或停滞的现象。《3岁以下婴幼儿健康养育照护指南(试行)》指出:1岁以内婴儿在出院后1周内、满月、3月龄、6月龄、8月龄和12月龄,1—3岁幼儿在18月龄、24月龄、30月龄和36月龄时,应当接受健康状况监测,以便及早发现消瘦、超重、肥胖、发育迟缓、贫血、维生素D缺乏佝偻病、眼病、听力障碍及龋病等健康问题,并查找病因,及时进行干预。

2. 培养规律的睡眠习惯

充足、高质量且规律的睡眠有益于婴儿的大脑发育,促进婴儿生长激素的分泌,帮助其储备足够的能量。婴儿期睡眠有两个显著特点:一是睡眠时间长;二是体内自发内源性昼夜变化节律,表现为出生时出现昼夜颠倒的睡眠现象。婴儿期睡眠的保育要点主要包括以下几点。

(1)保证充足睡眠。婴儿的睡眠时间和习惯存在个体差异,但只要整体睡眠时间在正常范围内,且生长发育速度正常,成人便无须担心。月龄越小,婴儿所需的睡眠时间越长。通常来说,婴儿在新生儿期的睡眠时间为每天20小时左右;满月后睡眠时间相对减少,但仍需睡足16—18小时,一般白天睡三四次,每次睡2小时左右,夜间睡10小时左右。随着月龄的增长,婴儿需要的总睡眠时间将逐渐减少。到 7—12 月龄时,婴儿每天睡 13—15 小时,白天睡两三次。

(2)营造安静舒适的睡眠环境。睡眠质量的好坏与环境息息相关,如温度、噪声、光照、换尿不湿、衣物和床品等都会影响婴儿入睡。在温度方面,由于新生儿皮肤对外界温度的调节能力差,因此,成人应将室温保持在 20—24℃。在光照方面,由于新生儿内源性昼夜变化节律会受到光线等因素的影响,因此,婴儿睡眠时的灯光要柔和暗淡,最好能够熄灯,从而帮助婴儿形成规律的睡眠节律。此外,成人还要为婴儿准备舒适的衣物和床品,注意被褥的厚度要适宜。

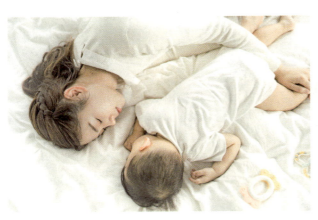

图 2 - 1 - 4　妈妈陪伴婴儿入睡

(3)培养良好的睡眠习惯。第一,成人可以为婴儿安排固定的睡眠时间,让婴儿逐步适应规律的睡眠节律。第二,成人可以在婴儿入睡前给予固定的睡眠信号。例如:成人可以播放舒缓的音乐,帮助婴儿建立"音乐—入睡"的睡眠反射;还可以念睡前儿歌、唱助眠曲等。待婴儿入睡后,成人还需注意他在睡眠中的动态变化。通过创设昼夜有别的环境,可以训练婴儿夜间自然入睡。需要注意的是:成人要培养婴儿独自入睡的习惯,不要让婴儿依赖于抱着入睡,因为这不利于其心肺、骨骼的发育及抵抗力的增强;1 岁之前,宜以仰卧位或侧卧位姿势入睡,注意婴儿的脸和头不被遮盖。

小讨论

有家长认为,对于小月龄的婴儿,采用摇睡、抱睡的方式更好。你认为这样对吗?为什么?

3. 提供回应性照护,培养良好的卫生习惯

成人需注意婴儿身体的清洁与卫生,具体包括洗澡、洗手、口腔清洁等方面,从而帮助婴儿从小养成良好的卫生习惯。

成人须敏锐地识别并适时回应婴儿通过哭闹、四肢活动等方式传达的需求,注重与婴儿互动交流,以引导其逐步形成规则意识和安全意识。此外,鉴于婴儿大脑皮质、肠道及膀胱肌尚未发育成熟,仍无法自主控制排泄;同时,婴儿皮肤柔嫩且免疫系统尚未发育完善,抵抗外部感染的能力差,易受伤和感染,进而引发各种皮肤疾病。因此,成人应关注婴儿尿湿时的信号(如哭闹),及时为其更换尿不湿,确保婴儿臀部和身体的干爽清洁,这是该月龄段保育活动的重点。

二、0—1岁婴儿生活与习惯保育活动的组织与实施

（一）营养与喂养

在组织0—1岁婴儿营养与喂养方面的保育活动时，可以围绕以下几方面展开。

（1）创设舒适、整洁的进餐环境，选择适合婴儿的餐具和餐椅，保证餐桌、餐具的清洁卫生。

（2）对于6月龄以下的婴儿，可通过保育活动锻炼其吸吮能力，且要保证每日的饮奶量。对于6月龄以上的婴儿，可适量且有规律地引入辅食，并通过保育活动激发婴儿进食的兴趣，锻炼其吃辅食的能力。需要注意的是，提供的辅食应营养均衡、安全卫生。例如，食物的温度要适宜，以免烫伤婴儿；食物不要有鱼刺、骨头等，确保婴儿进餐安全。

（3）了解婴儿的生活节律，帮助其逐步养成定时进餐的习惯。

（4）观察婴儿饥饿（如哭闹等）及饱足（停止吸吮、张嘴、头转开等）的信号，及时、恰当地做出回应，注意不强迫喂食。

（5）给婴儿提供适合磨牙的食物，刺激牙龈，以帮助乳牙萌出。

（6）鼓励婴儿尝试自己进食，培养进餐兴趣及自我服务的能力。

（7）餐后注意检查婴儿口腔是否有残留的食物，避免发生呛咳。

 活动实例

我们一起拿奶瓶（4—6月龄）

活动目的：

（1）能够伸手帮忙拿奶瓶，进行自我照顾。

（2）增进与成人之间的情感。

活动准备：

（1）经消毒的奶瓶；温馨的环境和轻柔的音乐。

（2）婴儿已有吸吮能力，双手可触碰在一起。

活动过程：

（1）成人在喂婴儿喝奶时，鼓励他用手帮忙拿着奶瓶。引导语："宝宝，我们用手捧住奶瓶，自己喝奶啦！"成人需提供协助，可以握着婴儿的手，帮他扶住奶瓶。

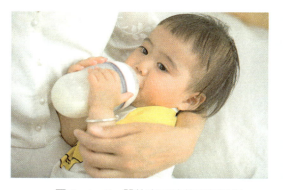

图2-1-5　婴儿自己扶着奶瓶喝奶

（2）当婴儿能够配合做到捧住奶瓶时，成人应及时表扬他。引导语："宝宝会自己喝奶啦，真棒！"

活动分析：

（1）活动时，成人需观察婴儿是否会出现主动伸手帮忙拿奶瓶的行为，以及是否有呛奶或溢奶的情况。如果婴儿还无法做到扶奶瓶，成人可轻轻拉着婴儿的手，帮助他尝试触碰奶瓶，慢慢引导他扶住奶瓶。

（2）此活动还可在婴儿月龄较大时进行延伸拓展，以帮助婴儿掌握学饮杯（带吸管和手柄）的使用方法。

> 模拟实训：①以小组为单位组织活动，模拟给婴儿喂奶，引导婴儿尝试自己拿奶瓶。②为7—12月龄的婴儿设计用学饮杯喝水的保育活动，并模拟组织活动。
>
> 关联知识：奶粉的冲调方法、奶瓶喂养的方法（包括溢奶的预防方法）、奶瓶清洁消毒的方法。

 活动实例

好吃的食物（10—12月龄）

活动目的：

促进进食多样化，能够逐渐接受水果和蔬菜。

活动准备：

小片水果，如香蕉、草莓、猕猴桃、去皮的梨等；小块煮熟的蔬菜，如土豆、胡萝卜、南瓜等。

好吃的食物

活动过程：

（1）成人帮助婴儿清洁双手，让他安静地坐在餐椅上。

（2）成人将食物放在婴儿的面前，同时在自己的餐桌上放相同的食物。

（3）成人鼓励婴儿拿起一块软软的、可以一口吃掉的食物。

引导语：＿＿＿＿＿＿＿＿＿＿＿＿＿＿＿＿＿＿＿＿＿＿＿＿＿＿＿＿＿＿＿＿＿

（4）婴儿吃完食物后，成人也吃一些食物，并表现出非常满足的样子。

（5）成人继续和婴儿一起品尝各种不同的食物，并告诉婴儿品尝后的感受。

引导语：＿＿＿＿＿＿＿＿＿＿＿＿＿＿＿＿＿＿＿＿＿＿＿＿＿＿＿＿＿＿＿＿＿

活动分析：

成人可以在婴儿6—12月龄时按需给他们吃蔬菜、水果等辅食，同时和他们一起进餐,增进双方感情,培养婴儿的交际能力。此外,成人还需注意以下几点:虽然婴儿可以品尝柔软、新鲜的水果片和煮熟的蔬菜,但要注意食物的大小、厚薄,以免造成窒息的危险;建议将食物切成小块、薄片,并在成人的看护下进食;每引入一种新食物,都要密切观察婴儿是否有皮疹、呕吐、腹泻等不良反应;当婴儿哭闹时,不可继续喂食。

> **模拟实训**:以小组为单位组织活动,模拟给婴儿喂食,引导婴儿尝试不同的食物;设计合适的引导语,通过语言、表情愉快地与婴儿互动。
>
> **关联知识**:辅食的制作方法。

（二）睡眠

在组织0—1岁婴儿睡眠方面的保育活动时,可以围绕以下几方面展开。

（1）为婴儿营造舒适、温馨的睡眠环境,保持卧室温度适宜、床铺舒适、光线柔和、空气清新。

（2）关注并识别婴儿的疲劳信号,通过常规的睡前活动帮助婴儿逐渐建立入睡程序,注意避免在睡前给予婴儿过多的刺激。例如:成人可以在婴儿临睡前为他洗个澡,调暗灯光,边轻哼摇篮曲边轻拍婴儿。当有了固定的睡眠程序时,婴儿就能够逐渐形成良好的睡眠习惯。

（3）对于3月龄以上的婴儿,要使其逐渐养成自主入睡的习惯。成人不要将婴儿抱在怀里拍拍、摇摇,以防止引发睡眠困难的问题。婴儿刚入睡时,成人(最好是母亲)可以坐或躺在婴儿旁,陪他一起小睡,待其熟睡后再离开,之后可逐渐减少陪伴的次数,让婴儿学会自主入睡。

 活动实例

香香的觉（7—12月龄）

活动目的:

帮助婴儿养成良好的睡眠习惯,按时入睡。

活动准备:

为婴儿营造一个温馨、舒适的睡眠环境,具体包括:室内空气新鲜,室温保持在20—24℃;拉上窗帘,调节灯光(注意灯光不可直射在婴儿的眼睛上,也可以使用小夜灯),使室内光线暗下来。

活动过程：

（1）为婴儿脱去外衣，剩一件棉内衣即可，并让他躺在舒适的被窝里。引导语："宝宝，我们要睡觉啦。"

（2）在舒缓的音乐中，成人弯下腰与婴儿对视，微笑着边用手轻轻抚摸婴儿的小脸，边轻柔、缓慢地念儿歌，帮助婴儿顺利进入梦乡。

儿歌示例：晚安宝贝，睡个好觉。醒来露出，甜甜微笑。

活动分析：

温馨舒适的睡眠环境有助于婴儿入睡。案例中，成人通过音乐、儿歌等睡前活动来帮助婴儿建立入睡程序。此外，成人还需注意以下几点：白天可以让婴儿有一定的活动量，且临睡前不吃太饱；随着婴儿月龄的增长，可逐渐过渡到夜间不换尿不湿、不喂奶，让婴儿睡得香香的。

模拟实训： 以小组为单位组织活动，创设适宜的环境，模拟陪伴婴儿入睡；挑选合适的音乐、儿歌，帮助婴儿建立入睡程序；注意语速要缓慢，声音要轻柔。

关联知识： 婴儿衣物的穿脱方法。

（三）　生活与卫生习惯

在组织 0—1 岁婴儿生活与卫生习惯方面的保育活动时，可以围绕以下几方面展开。

（1）注意识别婴儿的排泄信号，可通过观察婴儿的眼神和表情来判断，如脸红、发愣、用力屏气等，及时回应他们的排泄需求。此外，还需根据婴儿的排泄习惯，及时为其清洗臀部并更换尿不湿，保持身体清洁干燥。

（2）注意保持婴儿身体的清洁卫生，包括为婴儿洗澡、洗头、洗手、修剪指甲、清洁牙齿等。在洗澡之后，可以为婴儿进行抚触，这不仅能促进婴儿的血液循环，还有助于提升其动作的协调性，并在此过程中加深彼此间的情感联系。

 活动实例

便后洗屁屁（1—6 月龄）

活动目的：

保持婴儿身体的清洁卫生，避免发生疾病。

活动准备：

（1）流动水、肥皂、卫生纸、毛巾（2 条）、盥洗盆（2 个）、温水、护臀膏。

（2）室温为 24—26℃，水温为 37—40℃。

活动过程：

（1）成人在流动水下清洗双手，温和地望着婴儿。引导语："宝宝大便了，我来给你洗干净。"成人为婴儿解开尿不湿，左手轻轻扶住婴儿的臀部，右手拉开尿不湿粘扣并将其内折（以免粘到婴儿的皮肤）；一手握住婴儿的两脚，将其臀

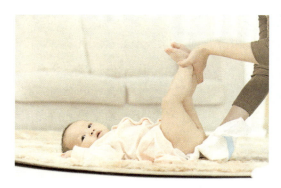

图 2-1-6 为婴儿换上干净的尿不湿

部抬起，另一手拿住尿不湿的前端，从前往后擦拭粪便，然后将尿不湿脏的那面往里折，将干净的那面垫在婴儿的臀部下面，并用卫生纸将残留的粪便进一步擦干净。

（2）成人准备一盆温度适宜的清水，抱起婴儿，让他依靠在自己身上，并把尿不湿扔进污物桶；用手舀水，自前至后缓缓冲洗，将婴儿的外生殖器、臀部和肛门区域冲洗干净，随后用毛巾将水分吸干；再准备一盆清水，仍是按照自前至后的顺序擦洗婴儿的臀部（每擦完一个部位都要将毛巾在水中漂洗一下），随后用毛巾轻轻擦干婴儿的臀部。

（3）成人将婴儿抱到操作台上，放好尿不湿，用纸巾吸干臀部皮肤上的剩余水分；为婴儿穿好尿不湿，并注意脐部卫生（可将尿不湿上部边缘往下折，露出婴儿的肚脐，防止尿不湿边缘与肚脐接触，从而减少感染的风险）。

活动分析：

婴儿每次排便后，成人都要为其清洗臀部，目的是预防红屁股。红屁股又叫尿布性皮炎，主要是由潮湿的尿布频繁与皮肤摩擦，或者排泄物中的尿素被细菌分解产生碱性氨，进而刺激皮肤所导致的。如遇此种情况，成人要保持婴儿皮肤的清洁干燥，防止大小便刺激皮肤，也可以在局部擦护臀膏或遵医嘱涂药膏。此外，对于新生儿来说，成人还需要注意为其进行脐部护理。

> **模拟实训：**以小组为单位组织活动，模拟为婴儿清洗臀部。
>
> **关联知识：**婴儿尿不湿的更换方法、脐部护理的方法。

三、0—1岁婴儿生活与习惯保育活动的观察要点

在组织与实施0—1岁婴儿生活与习惯保育活动时，需要根据表 2-1-1 所列要点对婴儿实施观察，以确保婴儿的健康发展。

表 2-1-1　0—1 岁婴儿生活与习惯发展观察要点①

月龄	观察要点
0—3 月龄	• 已形成适合自己规律的、基本稳定的吮吸奶汁的习惯,包括奶量和间隔时间等 • 睡眠已开始形成一定的周期 • 一整天以睡眠为主,随月龄增长,睡眠时间逐渐减少
3—6 月龄	• 乳牙开始萌出 • 能表现出饥饿或饱腹的信号 • 夜间睡眠时间延长,能逐渐睡整觉
6—9 月龄	• 大部分婴儿长出乳牙 • 能按时睡觉,建立明确的昼夜规律,睡整觉 • 夜间吃一次奶或不吃奶 • 能适应养育人用小勺喂食 • 能配合养育人餐后清洁口腔 • 会手拿食物放进嘴里
9—12 月龄	• 头围与胸围大小基本持平 • 一般长出 5—6 颗乳牙 • 能用手握勺把饭往嘴里送 • 能双手捧杯喝水 • 能咬碎较松脆的固体食物,并吞咽 • 每天排便次数、间隔时间等逐渐表现出一定的规律 • 被照料时能配合穿衣服、擦脸等

思考与练习

一、判断题

(1) 婴儿的适应能力很强,能够在任意环境中入睡。　　　　　　　　　　　　　（　　）

---

① 上海市教师教育学院(上海市教育委员会教学研究室).上海市 0—3 岁婴幼儿发展要点与支持策略(试行稿)[M].上海:上海教育出版社,2024:1—20.

(2) 生长发育是婴儿不同于成人的重要特点。　　　　　　　　　　　　　　　　（　　）

(3) 身长是指个体在站立位时,头顶到足底的垂直高度,是反映婴儿体格生长和营养状况的
重要指标。　　　　　　　　　　　　　　　　　　　　　　　　　　　　　　（　　）

(4) 9—10 月龄的婴儿已开始接受用勺子吃东西,所以成人就不应该再喂饭了。　（　　）

(5) 婴儿的大肌肉群发育较晚,小肌肉群发育较早。　　　　　　　　　　　　　（　　）

二、选择题

(1) (　　　)为个体出生后的第一个生长高峰期。

　　A. 0—1 岁　　　　　　　　　　　　　　B. 1—2 岁

　　C. 2—3 岁　　　　　　　　　　　　　　D. 青春期

(2) 1 岁时,婴儿的体重约为出生时体重的(　　　)倍。

　　A. 1　　　　　　　B. 2　　　　　　　C. 3　　　　　　　D. 4

(3) 婴儿从(　　　)月龄开始就要养成自主入睡的习惯。

　　A. 1　　　　　　　B. 2　　　　　　　C. 3　　　　　　　D. 4

(4) 辅食添加应从富含铁的泥糊状食物开始,遵循(　　　)、由细到粗的原则。

　　A. 由一种到多种　　　　　　　　　　　B. 由少到多

　　C. 由稀到稠　　　　　　　　　　　　　D. 以上都是

(5) 婴儿在排泄前,会有一些特殊的眼神和表情信号,如脸红、(　　　)、用力屏气等。

　　A. 大哭　　　　　　　　　　　　　　　B. 发脾气

　　C. 发愣　　　　　　　　　　　　　　　D. 以上都不是

三、简答题

(1) 简述 0—1 岁婴儿生理发展的特点。

(2) 简述 0—1 岁婴儿生活与习惯保育要点。

四、综合实践题

(1) 阅读案例,回答问题。

　　　　3 月龄的宁宁在喝完奶后,经常会吐奶,有时吐得比较多。家长为此有些担心,觉得
经常吐奶可能会影响宁宁的健康。

　　问题:宁宁为什么会经常吐奶? 面对这种情况,保育人员可以为家长提供哪些建议?

(2) 模拟组织活动:在本学习活动中任选 1—2 个活动实例,按照其中的模拟实训要求,尝试
组织与实施保育活动。

(3) 设计保育活动:根据 0—1 岁婴儿生活与习惯保育要点,尝试设计保育活动。

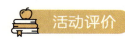 活动评价

学习活动评价表

评价维度	评价项目	分值(分)	评分(分)
知识	思考与练习(判断题、选择题、简答题)	20	
能力	思考与练习(综合实践题第一题、第三题)	20	
	思考与练习(综合实践题第二题)①	20	
素养	职业精神、自我管理、团队协作、沟通表达	40	
总　分		100	
总结与反思			

---

① 说明:"思考与练习"中的综合实践题第二题"模拟组织活动"属于实训题,故需另外评分,下文不再重复说明。

0—1岁婴儿感知与动作活动的设计与组织

靖宝,10个半月,长得虎头虎脑的,会独立翻身坐起,可就是不喜欢爬。妈妈一把他放在垫子上,他就开始哭,一抱起来就好了。靖宝10个多月了还不会爬行,妈妈为此有些着急,不知道如何帮助他锻炼爬行技能。

想一想:如果你是靖宝所在托育机构的保育人员,你会如何锻炼靖宝的爬行能力?

对于初生的婴儿来说,他们仅靠感觉和知觉动作来获取对环境的基本理解,之后才能逐渐发展出复杂的感知动作协调能力。因此,动作的发展是婴儿体验外界事物的关键通道,也是启迪婴儿认知发展的重要基础。

一、0—1岁婴儿感知与动作保育知识

(一) 0—1岁婴儿动作发展特点

动作发展是婴儿活动能力发展的直接前提,也是其心理发展的外在表现。出生后的第一年,是婴儿动作发展最迅速的时期。动作发展包括粗大动作和精细动作两个方面。

1. 粗大动作

粗大动作的发展与脊柱发育(尤其是4个生理性弯曲的逐渐形成)以及与之关联的肌肉发育密切相关。粗大动作主要指头颈、躯干和四肢等部位的幅度较大的活动。0—1岁婴儿以移动运动为主,主要包括抬头、翻身、坐、爬、立,具体发展情况如下所述。

(1)抬头。新生儿处于俯卧位时,能抬头1—2秒;2月龄时,可抬头约45度;3月龄时,可抬头约90度;4月龄时,头、颈及躯干可呈一条直线,抬头很稳,颈部能自由转动。

(2)翻身。5月龄时,婴儿能从仰卧位翻至俯卧位;6月龄时,能从俯卧位翻至仰卧位;7月龄时,可以在将身体转向侧卧位时,用一只手支撑身体的重量。

(3)坐。3月龄的婴儿在扶坐时,腰呈弧形;5月龄的婴儿在靠坐时,腰能伸直;6月龄的婴儿,两手能向前撑住扶坐;7月龄的婴儿,能独坐片刻,稍稳,身体略向前倾;8月龄的婴儿,

独坐已很平稳,并能向左、右转动身体;11 月龄的婴儿,能以俯卧位的姿势自己坐起;12 月龄的婴儿在处于坐位时,能左右转动身体去取物而不跌倒。

(4)爬。新生儿在处于俯卧位时,已有反射性的匍匐动作;1 月龄的婴儿当处于俯卧位时,能以肘撑起身躯,并交替向前伸出双手,试图去抓取手不能及的物体,这是匍匐前行的初步尝试;2 月龄的婴儿在处于俯卧位时,能交替踢腿;3—4 月龄的婴儿能用手支撑上半身数分钟;7—8 月龄的婴儿可以用手支撑胸腹,使身体离开床面或桌面,有时能在原地转动;8—9 月龄的婴儿能运用上肢的力量往前爬;1 岁的婴儿会手膝并用爬,少数婴儿喜欢用手及足撑起全身爬,或坐着滑动臀部向前移动。

(5)立。当新生儿在成人的辅助下呈直立姿势时,两下肢稍能负重,且会出现踏步反射及立足反射;2—3 月龄被扶至立位时,髋、膝关节呈弯曲状;6 月龄呈立位时,两下肢可支持其体重;7 月龄扶站时,能高兴地做类似蹦跳的动作;8—9 月龄可扶立片刻;10 月龄可扶物侧向挪步;11 月龄可独自站立片刻。

发展警示

2—3 月龄:俯卧时,不能撑起头和上半身。

4—6 月龄:不会翻身;扶坐时,身体不能支撑头部。

7—9 月龄:不能独坐。

10—12 月龄:不能扶物站立。

2. 精细动作

精细动作主要指手的动作及手眼协调活动,如抓握、搭积木、涂鸦等。0—1 岁婴儿精细动作的发展规律为:1—4 周时,两手握拳很紧;2 月龄时,两手握拳能逐渐松开;3 月龄时,抓握反射消失,手经常呈现张开的姿势,欲握物;4 月龄时,能够抓住玩具,用大拇指参与握物;4—5 月龄时,常会双手抓物,能够用手抓握物品并送入口中;6—7 月龄时,能够独自摇晃或玩弄小物体,并能将物体从一只手转移到另一只手;8—9 月龄时,能够用两指(拇指、食指)取物;10 月龄时,可以扔掉手中的物品;12 月龄时,能够用拇指、食指捏起细小物品。

发展警示

0—3 月龄:在自然状态下,小手握拳不能舒展开来。

4—6 月龄:不会用手抓东西。

7—9 月龄:不会双手传递玩具。

10—12 月龄:不会用拇指和食指对捏拿取小物品。

知识链接

新生儿的先天性反射

反射是指在中枢神经系统的参与下,有机体对内外环境刺激做出的适应性、规律性反应,是神经系统最基本的活动方式,也是心理活动产生的基本方式。新生儿在出生时所表现出的重要行为特征就是一系列反射性行为,下面介绍几种常见的新生儿先天性反射。

（1）吸吮反射：指当乳头、手指、衣物或其他类似物体触碰到婴儿的嘴唇时，他会立即做出吃奶的动作。这是一种食物性无条件反射，是吃奶的本能，在婴儿出生后0—3个月形成，3个月后逐渐消失。

（2）觅食反射：指当乳头、手指或其他物体并未直接触碰到婴儿的嘴唇，而只是触碰到他的脸颊时，他会把头转向物体，做出觅食反应。这一反射在婴儿出生后0—3个月形成，3个月后逐渐消失。

（3）抓握反射：指当物体触碰到婴儿的掌心时，他会立即紧紧抓住该物体。这一反射在婴儿出生后2周开始消失。

（4）巴宾斯基反射：指当轻轻地抓或刺激婴儿的脚心时，他的脚趾会张开，变成扇形。这一反射在婴儿出生后6个月逐渐消失。

（二）0—1 岁婴儿感知与动作保育要点

婴儿期的动作发展经历了从无意识动作到粗大动作，再到精细动作的发展过程。婴儿的神经系统、肌肉以及视感知能力的发育和协调，对其动作发展具有重要作用。

0—6 月龄时，婴儿从以身体为中心的探索阶段逐渐过渡到对周围环境的探索阶段。在此期间，他们的上肢力量得到显著积累，粗大动作技能逐步发展；同时，手部抓握能力也开始发展，手部的灵活性与协调性日渐增强。到了 7—12 月龄时，婴儿的上下肢力量进一步增强，能够完成爬行、坐立等更为复杂的粗大动作；手部动作也更加协调和灵活，逐渐从以手掌为主的动作模式转变为更多地依赖手指进行操作。

此阶段婴儿感知与动作发展的保育要点可参见表 2-2-1。

表 2-2-1　0—1 岁婴儿感知与动作发展的保育要点

月龄	保育要点
1—2 月龄	抬头、转头练习；四肢运动练习；抓握练习
3—4 月龄	90 度抬头练习；翻身练习；四肢运动练习；双手协调抓握练习
5—6 月龄	俯卧翻身练习；练习坐；四肢力量锻炼；整手抓握训练
7—8 月龄	训练独坐、爬行、扶站；五指抓握能力训练
9—10 月龄	身体平衡性和四肢力量训练；食指的独立及五指间的配合训练
11—12 月龄	蹲与走的转换练习；需要双手配合的抓握练习

二、0—1岁婴儿感知与动作保育活动的组织与实施

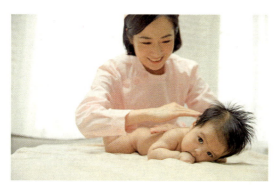

图2-2-1 给婴儿做抚触

在组织0—1岁婴儿感知与动作方面的保育活动时，可以围绕以下几方面展开。

（1）利用洗澡时间，用手托住婴儿，使婴儿的身体在温水中轻轻摇晃，让水与其肌肤充分接触。洗澡时，应先放冷水再加热水，且不可让婴儿独自待在浴盆里。洗澡后，可给婴儿进行全身抚触，或做被动操、主被动操。例如，成人可握住婴儿的手或脚，轻柔、缓慢地帮助其活动，让婴儿有愉悦的体验。

 活动实例

来做被动操（0—6月龄）

活动目的：

（1）锻炼肢体动作，增强躯体力量。

（2）增进与成人之间的情感。

活动准备：

柔软的垫子。

活动过程：

（1）在婴儿清醒且心情好的时候，让他躺在柔软的垫子上。成人温和地对婴儿说："宝宝，我们一起来做运动啦！"

（2）动动小手：成人双手握住婴儿的手腕，大拇指放于婴儿的手心，让婴儿握拳，做扩胸运动；拉起婴儿两臂于胸前平举，掌心相对，然后轻拉婴儿两臂经胸前上举，尽量让婴儿手背贴床。

（3）动动小脚：成人双手握住婴儿脚踝，使其两腿做"伸直—屈曲"动作；扶住婴儿膝部做"直腿—抬高"动作。

儿歌示例：宝宝的小手举一举，弯一弯；宝宝的小腿踢一踢，抬一抬。

活动分析：

成人可以边念儿歌边做动作，注意动作要轻柔。此外，成人还可以将锻炼动作延伸到婴儿身体的其他部位，随后进一步开展主被动操。

模拟实训：以小组为单位组织活动，模拟给婴儿做被动操。

关联知识：婴儿抚触的操作方法，婴儿被动操、主被动操的操作方法。

（2）让婴儿多接触阳光和新鲜空气,可以先通过室内开窗的方式让婴儿接触阳光和空气,之后逐渐移至户外。成人应根据季节、气温选择适宜的时间段带领婴儿开展户外活动,时间由短到长(可逐渐增加到每天2小时左右),且要避免阳光直射婴儿眼睛。户外活动场地可以是草地、沙池、泥地、花园、树林等,让婴儿在不同的户外环境中充分地玩耍,亲近大自然。

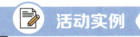 **活动实例**

宝宝出去玩（3—12月龄）

活动目的：

提高婴儿对自然环境的适应能力,增强机体的抗病能力。

活动准备：

（1）天气:气温在20℃以上,无大风且空气质量好时均可进行。

（2）时间:夏季可选择在8:00—10:00、16:00—17:00;春秋季可选择在10:00—12:00、14:00—15:00。

（3）给婴儿穿合适的衣服,戴有帽檐的帽子。

活动过程：

（1）在餐后1—1.5小时,成人带婴儿到户外感受阳光和空气。

（2）成人可以抱着婴儿,或让他坐在小推车里,或将他放在草地上,让他感受温暖的阳光,呼吸新鲜的空气。注意要避免阳光暴晒,还要防止阳光直射婴儿的眼睛。当阳光或风力较强时,成人可以选择在树荫下(利用太阳的一些散射光线照射)或在向阳背风处进行活动。

活动分析：

科学地开展户外锻炼可以促进婴儿的身体发育,增强其免疫力。成人可以结合日常的生活、护理、游戏和体育锻炼来开展此类活动。如果在天气寒冷的冬季,可以通过室内开窗的方式,让婴儿进行空气浴和日光浴活动。

（3）根据婴儿各月龄段粗大动作发展的特点,开展有针对性的练习。

① 小月龄婴儿:成人可以开展竖抱练习,注意托稳婴儿的头颈部;在成人的照看下,让婴儿用手臂支撑上半身,趴一小会儿,可用发声玩具逗引婴儿逐渐抬高头部和胸部,锻炼其颈部力量;婴儿躺着时,可将双手放在他的脚后跟处,引导他练习蹬踢动作,还可以利用小玩具或在成人的辅助下,引导婴儿向左或向右侧躺。

② 大月龄婴儿:成人可以给予婴儿靠坐的机会,每天靠坐几次,每次几分钟即可,以促进其腰部力量和靠坐能力的发展;为婴儿提供爬行的空间(安全和开阔)和机会,可以用有趣

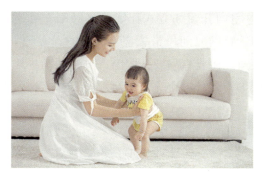

图 2-2-2 成人带领婴儿进行站立练习

的、带声响的物品逗引婴儿自由移动身体，尝试匍匐爬行；扶住婴儿的腋下让其蹦跳；练习用手够远处的玩具及双手传递玩具的动作；鼓励婴儿自主探索从躺卧位变成坐位，再从坐位转为爬行姿势，然后逐渐到扶站、扶走的过程；当婴儿能够自行扶站时，可将玩具放在高度适宜的沙发或矮桌上，以此激励婴儿进行爬行、站立，并鼓励其扶着家具迈步够物。

 活动实例

宝宝爬爬乐（6—12月龄）

活动视频
宝宝爬爬乐

活动目的：

在学会手膝着地、双侧交互爬行的基础上，练习跨越障碍爬行。

活动准备：

枕头（做障碍物）、浴巾（平铺在地上）、一个玩具（做爬行中的目标）。

活动过程：

（1）成人抱起婴儿，引导语："宝宝，今天我们玩一个好玩的游戏，想不想玩？"

（2）成人将婴儿放在地上的浴巾上，让婴儿膝盖和手心着地，腹部离开地面。引导语："宝宝，你看前面有一个玩具，你想不想玩啊？想玩是吧，那我们一起去拿吧。"

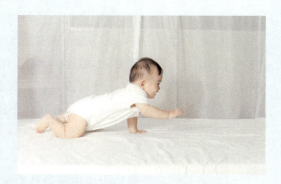

图 2-2-3 宝宝爬爬乐

（3）成人跪下来和婴儿一起进行游戏，边爬边说游戏中正在做的动作："宝宝爬，右手向前，左脚跟进……"成人要不断鼓励婴儿，引导语："宝宝真厉害，爬过小山了。"

（4）在婴儿爬过小山拿到玩具后，成人可以让婴儿玩一玩这个玩具，也可以把玩具转移到另一个地方，鼓励婴儿继续爬行拿到它。

活动分析：

爬行是一个很好的运动，婴儿在移动的过程中有更多的机会来发展自己的运动能力。成人可以用手臂轻轻托住婴儿的腰部，使他处于舒服的爬行姿势；也可以和婴儿进行爬行比赛，激励他向前爬行。需要注意的是，不要让婴儿在无人照看的情况下单独玩枕头。

模拟实训： 以小组为单位组织活动，模拟引导婴儿练习爬行动作。

（4）根据婴儿各月龄段精细动作发展的特点,开展有针对性的练习。例如:提供日常生活中的用品,以及好玩有趣、色彩鲜艳、可以抓握和探索的玩具,经常和婴儿玩敲打、抓、握、捏等游戏,让婴儿感受手的多种用途,促进动作、感知觉与手眼协调能力的发展;还可以让婴儿学习自己拿奶瓶喝奶、端杯喝水、用勺舀东西进食等,促进其抓、捏、握等精细动作的发展。

 活动实例

拿一拿①（6—12 月龄）

活动目的:

能够从全掌抓握取物到用拇指、食指配合取物。

活动准备:

积木或玩具、小碗。

活动过程:

（1）事先准备一个小碗,碗里放入由大到小的 3 块积木。成人需要让婴儿做好游戏前的准备,引导语:“宝宝,让我看看你的尿不湿换干净了吗? 我帮你把外衣脱了。”

（2）成人请婴儿从碗里拿出积木,引导语:“现在我们玩一个碗中取物的游戏好不好? 看这里有个碗,碗里有宝宝喜欢的东西,宝宝自己去取出来好不好? 小手放进去……”

（3）成人及时肯定婴儿的努力成果,并提出新的要求,引导语:“宝宝摸出来一块大积木,真棒! 那我们再来摸摸……”“咦? 宝宝这次摸出来一块小点的积木,我们看看里面还有没有别的积木。哟! 宝宝用两只手又拿出来一块更小的积木! 宝宝真的很棒!”

（4）成人示范整理玩具,培养婴儿的良好习惯。引导语:“好了,现在我们要把积木宝宝送回家了,先拿起一块大积木放在碗里,再拿起一块小点的积木放在碗里,最后拿起一块最小的积木放在碗里。哎呀,我们宝宝今天玩得真开心,下次我再陪你玩好不好? 现在我们去喝点水,穿上外衣,我带你到外面走走。”

活动分析:

婴儿的精细动作需要在日常生活中反复练习。成人要为婴儿提供多样化、卫生安全的活动材料,不要规定婴儿的手部操作方式,只要他完成任务就应及时给予赞赏。在此活动中,成人要注意观察婴儿手部的抓握动作,要让婴儿理解拇指与食指配合的关键,即:拇指、食指先要分开取物,随后并拢,这样才能保证物品不掉。

> **模拟实训:**以小组为单位组织活动,模拟引导婴儿练习抓握动作。

---

① 本活动为育婴员(五级)操作试题(代码3.1.3)。

三、0—1 岁婴儿感知与动作保育活动的观察要点

在组织与实施 0—1 岁婴儿感知与动作保育活动时,需要根据表 2-2-2 所列要点对婴儿实施观察,以确保婴儿的健康发展。

表 2-2-2   0—1 岁婴儿感知与动作发展观察要点[①]

月龄		观 察 要 点
0—3 月龄	粗大动作	· 仰卧时,头能自主地左右转动 · 俯卧时,头能微微抬起,并保持几秒钟时间 · 被托起来坐时,头能和身体同时起来 · 被托起来坐时,头能跟着看到的物品或听到的声音转动,幅度逐渐增大 · 被竖直抱时,头抬起较稳 · 开始能自己侧卧
	精细动作	· 能张开小手 · 能握住手掌中的物品 · 能把双手放在眼前摆弄 · 能把手放入口中
3—6 月龄	粗大动作	· 仰卧时,头能向前抬起 · 俯卧时,能用双臂或双手支撑上身,抬头挺胸,保持身体平衡 · 能翻身 · 靠坐时,身体能保持平衡,并双手向前撑一小会儿 · 腹部贴地俯卧时,能扭动身体 · 由成人扶着腋下时,双腿能支撑身体蹬跳
	精细动作	· 能用双手在胸前捧住玩具 · 能握紧玩具挥动着玩 · 能将物品从一只手换到另一只手

① 上海市教师教育学院(上海市教育委员会教学研究室).上海市 0—3 岁婴幼儿发展要点与支持策略(试行稿)[M].上海:上海教育出版社,2024:1—20.

（续表）

月龄	观察要点	
6—9月龄	粗大动作	· 俯卧时,能用单手手臂支撑上身 · 能自如地连续翻身 · 能独自坐,并转身抓物 · 可以手脚并用地移动身体、匍匐爬行 · 能扶物跪一会儿 · 能拉着小床栏杆、桌椅等站起来
	精细动作	· 能用手指从容器中取物 · 能手指对捏捡起物品 · 能抓握、玩弄小勺等餐具 · 能双手击掌 · 能用双手撕纸
9—12月龄	粗大动作	· 能由坐姿转为跪姿 · 能用手和膝盖支撑着身体爬行,爬行时能绕开低矮的障碍物 · 能扶物蹲下捡物品 · 自己扶物站立时,能向前或向身体一侧迈步 · 能站稳,能走几步扑向成人
	精细动作	· 会用手指做按压、抠、戳等动作 · 能手眼协调地捡起较小的物体 · 能将一块小木块叠在另一块小木块上 · 能将小玩具装入容器后再倒出来

思考与练习

一、判断题

(1) 婴幼儿的身心发展有很大的个体差异,如翻身动作出现的常模月龄为5—6月龄,但有的婴儿可能在2月龄后就开始尝试,而较晚的则可能要到7月龄时才能掌握。　　（　　）

(2) 吸吮反射、觅食反射、抓握反射和巴宾斯基反射等都属于无条件反射动作,它们都会随着婴儿的成长而逐渐消失。　　（　　）

(3) 6月龄的婴儿应该能够独立爬行。　　（　　）

(4) 6—9月龄的婴儿可以参与翻滚游戏,以训练其身体的平衡性与协调性。　　（　　）

(5) 为0—3月龄的婴儿提供色彩鲜艳的玩具,将有助于其手部精细动作的发展。　　(　　)

二、选择题

(1) 大部分婴儿在(　　)时,能坐着转动身体取物而不跌倒。

　　A. 7月龄　　　　　　　　　　　　　B. 5月龄

　　C. 12月龄　　　　　　　　　　　　 D. 10月龄

(2) 在以下动作中,(　　)是婴儿在大约4月龄时能够完成的。

　　A. 躺着时,会像在子宫里一样蜷缩着身体

　　B. 俯趴时,能把头和肩膀抬起,并可以自如地左右转头

　　C. 能够靠坐,腰能伸直

　　D. 能够从俯卧位翻转至仰卧位

(3) 在以下关于婴儿手部动作发展的描述中,(　　)是正确的。

　　A. 2月龄的婴儿开始练习伸手抓物

　　B. 5月龄的婴儿能够两手各拿一个玩具

　　C. 7月龄的婴儿能通过用拇指、食指对捏的方式来捏取细小物品

　　D. 12月龄的婴儿能够搭积木、画画

(4) 在以下描述中,(　　)符合10月龄婴儿的动作发展水平。

　　A. 能够扶物侧向行走　　　　　　　　B. 能够独立行走自如

　　C. 能够扶着栏杆走楼梯　　　　　　　D. 能够跑动

(5) 12月龄的婴儿应该选择与(　　)动作发展有关的游戏进行训练。

　　A. 爬　　　　　　　　　　　　　　　B. 站

　　C. 走　　　　　　　　　　　　　　　D. 跑

三、简答题

(1) 简述0—1岁婴儿粗大动作和精细动作发展的特点。

(2) 简述0—1岁婴儿感知与动作保育要点。

四、综合实践题

(1) 婴儿被动操和主被动操,均是为婴儿进行身体活动的体操。请通过相关课程、书籍或网络资源,学习一套婴儿主被动操。

(2) 模拟组织活动:在本学习活动中任选1—2个活动实例,按照其中的模拟实训要求,尝试组织与实施保育活动。

(3) 设计保育活动:根据0—1岁婴儿感知与动作保育要点,尝试设计保育活动。

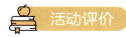 活动评价

学习活动评价表

评价维度	评价项目	分值(分)	评分(分)
知识	思考与练习(判断题、选择题、简答题)	20	
能力	思考与练习(综合实践题第一题、第三题)	20	
	思考与练习(综合实践题第二题)	20	
素养	职业精神、自我管理、团队协作、沟通表达	40	
	总　分	100	
总结与反思			

0—1岁婴儿认知与探索活动的设计与组织

笑笑,10月龄,妈妈发现她比较抗拒踩草地或沙滩。当把她放在草地上时,她的双脚都不敢触碰草地,还流露出紧张、害怕的表情。除此之外,笑笑还不喜欢洗头、洗脸,也不喜欢让妈妈、爸爸以外的人抱,有触觉过度敏感的表现。妈妈为此很是烦恼,不知该如何改善笑笑的这种情况。

想一想:如果你是笑笑所在托育机构的保育人员,你会如何帮助笑笑改善触觉过度敏感的问题呢?

认知能力是指人脑加工、储存和提取信息的能力。它是人们成功执行各类活动的不可或缺的心理条件。感知觉、注意、记忆、思维和想象等能力都被认为是认知能力。

一、0—1岁婴儿认知与探索保育知识

(一) 0—1岁婴儿感知觉发展特点

感知觉是人一生中出现最早、发展最快的认识过程,是婴儿认识世界和自己的基本手段。

1. 感觉

感觉是人脑对直接作用于感觉器官的客观事物的个别属性的反映,包括视觉、听觉、味觉、嗅觉和皮肤觉。

(1)视觉。婴儿视觉的发展主要包括视觉集中、视敏度和颜色视觉三个方面。

① 视觉集中:指婴儿把视线集中在某一个事物上的能力。婴儿刚出生时,视觉调节能力弱,难以集中;出生后2周,能够追视眼前20厘米处水平移动的物体;出生后3—5周,视觉集中时间仅为5秒钟;1月龄后,视觉集中的距离及时间逐渐延长,视觉追随物体的范围也逐渐扩大;8月龄时,视觉集中及追随物体的能力已逐渐达到成人水平。

② 视敏度:通常指"视力"。由于新生儿眼球发育不完善,眼球的前后轴较短,物体成像于视网膜后面,且眼外肌的协调能力差,因此,新生儿会出现生理性远视。新生儿视力很弱,

他们看到的面孔是模糊的,且缺乏双眼单视功能,可能出现暂时性斜视。在出生后的 6 个月里,婴儿的视力发展十分迅速,是个体视力发展的关键期。1 周岁时,婴儿可以看清楚一些物体,并且开始出现深度知觉,看到的世界逐渐从二维变成三维。此外,1 岁左右的婴儿已基本能够准确识别人脸,尤其是如父母这样熟悉的养育人,并且能够用眼睛跟踪移动的物体。

③ 颜色视觉:指婴儿对色彩的辨别能力。新生儿只能辨别红色和绿色;2—3 月龄时,基本具备辨别颜色(如红、绿、蓝)的能力;6 月龄时,开始能够区分更多的颜色,并逐渐学会命名一些基本的颜色;12 月龄时,能够辨别更多的颜色,并能够将颜色与物体进行关联。

(2)听觉。新生儿的听觉发展优于视觉。新生儿不仅能够听到声音,还能够区分声音的频率、强度和持续时间,具备一定的声音定位能力。比如,当听到声音时,婴儿的眼睛会朝着声音的方向看去。此外,婴儿对声音存在一定的偏好,表现在喜欢听音调较高但不尖锐的声音上,尤其喜欢听妈妈的声音。

(3)味觉与嗅觉。新生儿的味觉已经相对成熟,出生后不久便能够分辨酸、甜、苦、咸等不同味道,并表现出对甜的偏爱;4—5 月龄时,对食物味道的细微变化很敏感,喜欢原味食物。婴儿出生时,嗅觉已发育成熟。出生后 1—2 周,婴儿已经能够辨别母亲与其他人的气味;3—4 月龄时,能够区分好闻和难闻的气味。

(4)皮肤觉。皮肤觉主要包括触觉、温觉和痛觉。新生儿的触觉有高度的灵敏性,尤其是在眼、前额、口周、手掌、足底等部位。口腔触觉是婴儿与外界环境进行信息交流的最初方式,也是婴儿总喜欢把物体放到嘴里的原因。在手的触觉探索活动出现以后,口腔探索则逐渐退居次要地位。新生儿的温觉也比较敏感,如能敏锐区分出奶的温度;对于冷的刺激比热的刺激更能引起明显的反应,如洗澡时水冷就会大哭。新生儿痛觉已经存在,但不是很敏感,2 月龄后才会对痛刺激表现出明显的痛苦反应。

2. 知觉

知觉是人脑对客观事物的各种属性的整体反映,包括空间知觉、时间知觉和跨通道知觉。0—1 岁婴儿的知觉发展主要体现在空间知觉上。所谓空间知觉,是指对物体的空间关系的位置以及机体自身在空间所处位置的知觉,包括形状知觉、大小知觉、方位知觉和深度知觉。

(1)形状知觉:新生儿具有形状知觉,他们对不同形状的物体会有不同的注意程度。研究发现,1—15 周的婴儿喜欢看清晰的图像、活动的和轮廓多的图形,以及倾向于注视曲线等。婴儿在 3 月龄时已具备分辨简单形状的能力;8—9 月龄时,具有形状恒常性。

(2)大小知觉:包括对物体长短及面积、体积大小的知觉。婴儿的大小知觉体现在视知觉的恒常性方面。研究发现,6 周左右的婴儿已显现了知觉的恒常性。

(3)方位知觉:婴儿方位知觉的特点主要反映在听觉的定位能力上,即当婴儿听到声音时,会通过调整头部的方向来寻找并确定声源位置。由于婴儿早期的脑部构造特点,从出生到 6 月龄,婴儿对处于左右方位的声源的定位能力比成人差。直至 6 月龄,婴儿才开始能够更为准确地对来自侧面的声音进行定位。

（4）深度知觉：2 月龄的婴儿能够分辨浅区和深区，有一定的深度感知能力。2—3 月龄的婴儿能对距离的远近进行感知，表现为对空间上逼近的物体产生闭眼反应。7—12 月龄的婴儿已经能够认知物体的凹凸程度和远近程度。

> **发展警示** ⚠️
>
> 0—1 月龄：对巨大的声响没有反应；对强烈的光线没有反应。
>
> 1—3 月龄：不注视养育人的脸，两只眼睛不能同时追随移动的物体；在听到响亮的声音时，无眨眼、舞动或突然停止活动等反应；被逗引时，不发声或不会笑。
>
> 4—6 月龄：发音少，不会笑出声；不会寻找声源；眼睛无法灵活转动。
>
> 7—9 月龄：对新奇的声音或不寻常的声音不感兴趣。
>
> 10—12 月龄：当快速移动的物体靠近眼睛时，不会眨眼。

（二）0—1 岁婴儿注意发展特点

注意是心理活动对一定对象的指向和集中。人的一切知识、经验、技能技巧的获得都离不开注意。它不是独立的心理过程，通常伴随着感知觉、记忆、思维、想象等活动表现出来。

新生儿的注意已经具有一定的选择性，随着年龄的增长，他们注意的选择性会进一步发展，且主要表现为视觉偏好。研究表明，1—3 月龄时，婴儿的注意已经明显偏向曲线、不规则图形，或具有同一中心的对称图形。3—6 月龄时，婴儿的视觉注意能力在原有的基础上得到进一步发展，他们更加偏爱复杂和有意义的视觉对象。7—12 月龄时，婴儿的注意不再只表现在视觉方面，而是以更为广泛和复杂的形式表现出来，并受知识和经验的支配，如婴儿会选择性地够物、抓握和吸吮等。

> **知识链接**
>
> #### 注意的类型
>
> 根据注意的目的性和需要意志努力的程度，注意可分为无意注意和有意注意。无意注意也叫不随意注意，是一种事先没有预设目的，也不需要意志努力的注意，是注意的一种消极、被动的表现形式；有意注意是有预设目的，且需要意志努力才能实现的注意，是注意的一种积极、主动的表现形式。1 岁以内的婴儿以无意注意为主，之后随着语言、思维等的发展，逐渐形成有意注意。

（三）0—1岁婴儿记忆发展特点

记忆是人脑对过去经验的反映。完整的记忆过程包括识记、保持、再认与回忆（再现）三个环节。婴儿期是个体记忆迅速发展的时期，且蕴含着很大的发展潜能。

新生儿的记忆方式与成人不同，其记忆表现主要有：第一，条件反射的建立。新生儿记忆的主要表现之一是建立条件反射，即对条件刺激物形成某种稳定的行为反应。例如，如果母亲经常固定一种姿势给新生儿喂奶，那么，经过1个月左右的时间，新生儿便会形成条件反射，即只要母亲以这样的姿势抱着他，奶头还未触及嘴唇，他就已经做出吸吮动作了。第二，对熟悉的事物产生"习惯化"。新生儿记忆的另一表现是对熟悉的事物产生"习惯化"，即随着刺激物出现频率的增加而对它的注意时间逐渐减少甚至消失的现象。研究表明，即使是刚出生几天的婴儿，也能对多次出现的图形产生"习惯化"，似乎因"熟悉"而丧失了兴趣。

当2—3月龄的婴儿所注视的物体从他的视野消失时，他能用眼睛去寻找，这表明婴儿已经有了短时记忆。婴儿的短时记忆随月龄的增加而发展。3—4月龄的婴儿开始出现对人与物的认识，能对父母做出反应。6月龄的婴儿能辨认自己的妈妈、平日用的奶瓶等，能够区分熟悉的人和陌生人，有明显的"怕生"表现。9月龄或更早时，婴儿出现了"客体永久性"的意识，即：当一个物体出现在婴儿面前时，他知道这个物体是存在的；而当这个物体不在眼前时，他能意识到这个物体仍然存在。10—12月龄的婴儿有了明显的记忆力，能指认五官，并有了初步的回忆，能找到被藏在已知地点的物品。

（四）0—1岁婴儿思维发展特点

思维是在感知、记忆等心理过程的基础上产生的，是认识的高级阶段。思维活动与语言发展紧密联系，语词概括的形成标志着婴幼儿思维的发生。因此，0—1岁是婴儿产生思维的准备时期，具体表现在：婴儿通过多种感官来探索周围的世界，从而为思维的萌芽奠定基础。

（五）0—1岁婴儿认知与探索保育要点

0—6月龄时，婴儿的感知觉虽然处于初步发展的水平，但发展迅速，以触觉、听觉、视觉发展为主。7—12月龄时，婴儿感觉功能间的协调性逐渐增强，深度知觉也得到进一步发展。因此，此阶段婴儿认知与探索发展的保育要点主要是为婴儿创设各种适宜的条件，提供有利于视、听、触摸等的材料，以激发婴儿的观察兴趣。0—1岁婴儿认知与探索发展的保育要点可参见表2-3-1。

表2-3-1　0—1岁婴儿认知与探索发展的保育要点

月龄	保育要点
1—2月龄	视觉训练；辨音训练；食物的品尝训练；皮肤触觉训练

(续表)

月龄	保育要点
3—4 月龄	视觉追随能力、听觉定位能力、视觉记忆力、手部触觉等方面的训练
5—6 月龄	视觉专注度、音乐听觉、触觉感知能力、认知事物能力等方面的训练
7—8 月龄	丰富认知内容,以视觉、听觉训练为主;触觉刺激训练
9—10 月龄	认知拓展训练,促进触觉灵敏性;五官感知训练;简单因果关系感知训练
11—12 月龄	认识身体部位训练;物品认知与实物匹配训练;短暂表象识记训练;工具使用模仿训练

小讨论

图图 11 月龄,家长为了促进他的感知觉发展,会经常递给他各种物品把玩。然而,当图图拿到这些东西时,就会把它们扔到地上。家长帮他捡起来后会叮嘱他不要扔东西,但他就是不听,扔完还咯咯地笑。图图为什么会有这种行为?保育人员及家长该如何处理?

二、0—1 岁婴儿认知与探索保育活动的组织与实施

在组织 0—1 岁婴儿认知与探索方面的保育活动时,可以围绕以下几方面展开。

(1)成人可以准备不同形态、质地的日用品或玩具与婴儿一起游戏,如给婴儿提供日常生活中的毛巾、丝绸、塑料杯子、小木块、安全镜子、积木、皮球等不同大小、材质的物品,以及能发声的和不能发声的玩具,鼓励婴儿调动各种感官感知物体的大小、形状、颜色和材质等特性,促进婴儿的认知发展。需要注意的是,成人所提供的所有物品、材料、玩具等,均须确保是安全和卫生的。

 活动实例

毛巾卷(1—6 月龄)

活动目的:
　　强化身体各个部位的触觉感受。

活动准备：

略微粗糙的大毛巾、婴儿床或操作台；最好在洗好澡后进行，婴儿赤身。

活动过程：

（1）成人在将毛巾摊开后，抱起婴儿，将婴儿平放在毛巾上，并用毛巾将他裹起来，露出他的头部。

（2）和婴儿玩"妈妈的小手爬呀爬"的游戏。引导语："妈妈的小手爬呀爬，爬到哪里呀？爬到宝宝的大腿上，这是宝宝的大腿。"（依次爬到其他部位；可将"妈妈"改为操作者的称谓，如"老师""爸爸"等）

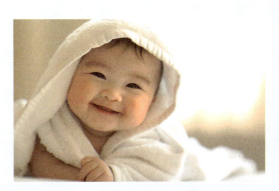

图2-3-1　让婴儿的皮肤充分感受毛巾的质感

活动分析：

通过用毛巾包裹婴儿的方式，可以直接刺激婴儿的皮肤，从而强化其各部位的触觉感受。成人可以用不同质地（如羊绒、棉、麻等）的毛巾或毛毯包裹婴儿，也可以用它来擦拭婴儿的身体，以增加婴儿的触觉经验。在实施活动时，成人最好边做游戏边和婴儿说话，也可给婴儿讲故事、听音乐。

模拟实训：以小组为单位，模拟组织活动。

（2）成人可以经常改变婴儿周围玩具或物品的位置，让婴儿玩"藏藏找找"等游戏；和婴儿玩视觉和听觉追踪游戏，促进其感知觉的发展；提供各种形状、颜色、质地、大小的玩具或物品，鼓励婴儿通过听、闻、啃咬、触摸、拨弄、拍打、撕扯等方式把玩。

 活动实例

看一看（0—9月龄）

活动目的：

锻炼婴儿的视觉感知能力，促进婴儿视觉追随能力的发展。

活动准备：

空白的卡片若干（20×20厘米），彩色水笔若干，婴儿及其父母的照片若干，红色、黄色的布若干，棉花，剪刀，针线。

活动过程：

1. 同心圆(0—6月龄)

在空白的卡片上画同心圆,将画好的同心圆悬挂在距离婴儿20—30厘米处,2—3天换一下位置或换图形(如棋盘格)。

2. 看父母的照片

将婴儿父母的照片放在距离婴儿20—30厘米处,并对婴儿说:"谁来啦？是爸爸(妈妈),爸爸(妈妈)来看宝宝咯。"在20—30秒后,换另一张照片。

3. 悬挂物

用红色的布和棉花做一个小球(当作太阳),用黄色的布做一个弯弯的月亮,然后将所做的月亮、太阳悬挂在距离婴儿20—30厘米的床边,2—3天换一个图形。

4. 追视游戏

用一块布做一个娃娃,用绳子将它系起来,挂在婴儿上方,说:"宝宝,看,我请了一位好朋友来看你,它叫小娃娃,它想和你做游戏,它给你跳一支舞,左转一圈(逆时针转),右转一圈(顺时针转),它还想和你玩'躲猫猫',它躲起来啦(左),在哪里呀,它出来啦(右),它要坐电梯啦(上),它又下来啦(下),它有点累了,它走了(远),它又来了(近)。"通过该游戏,观察婴儿是否能够追视物体。

活动分析：

视觉感知是婴儿学习的基本途径。婴儿在刚出生时虽能够看见物体,但是无法看清楚,因为婴儿此时尚未获得双眼焦点固定于单一物体上的能力,也尚未培养出诸如深度知觉等更为复杂的视觉技巧。追视游戏可以促进婴儿的视觉发育。为此,成人可以组织形式多样的视觉追随活动。0—1月龄的婴儿以注视为主,2—3月龄的婴儿可追视180度的范围。此外,婴儿的眼球发育尚未成熟,因此,成人要注意避免让婴儿长时间注视固定位置的物体,应适当移动婴儿所关注物体的位置。

模拟实训:以小组为单位,模拟组织婴儿追视活动。

(3)在婴儿自发摆弄物品时,成人可通过示范、互动等方式进行引导,和婴儿玩模仿性游戏,如让婴儿模仿拍手(欢迎)、挥手(再见)、抱娃娃、敲敲打打等动作,激发婴儿摆弄、探索物品的兴趣,促进其感知觉、记忆与手眼协调能力的发展。

(4)成人可以通过让婴儿尝试辨别大小、听指令寻找物品等方式,培养他们的记忆、思维和观察能力。

三、0—1岁婴儿认知与探索保育活动的观察要点

在组织与实施0—1岁婴儿认知与探索保育活动时,需要根据表2-3-2所列要点对婴儿实施观察。

表2-3-2 0—1岁婴儿认知与探索发展观察要点①

月龄	观 察 要 点
0—3月龄	· 对冷热触觉有明显反应 · 出现视觉集中现象,能盯着物体看一会儿 · 有视觉偏好,喜欢看对称的物体、黑白图案、人脸、对比强烈的物体 · 会寻找声源,耳边听到声音时会转头去寻找 · 对挡住视线的阻碍物会躲避 · 出现最初的模仿行为,如看到养育人伸出舌头时,也跟着伸出舌头
3—6月龄	· 用嘴巴感知物体,喜欢把东西放在嘴里 · 当身体肌肤接触到粗糙和柔软平滑的物体时,会有不同的反应 · 能记住经常接触的人、物、声音等,看到熟悉的人或听到熟悉的声音会表现出高兴的行为,看到常玩的摇铃玩具会试着伸手去抓 · 能用动作使物体发出声音或发生变化,如反复拍打悬挂的玩具,试图让玩具动起来 · 开始用新的方法探究事物,如喜欢摇晃物品或把物品往地上丢 · 能分辨音乐和其他声音,对音乐敏感并表现出兴趣,听到舒缓的音乐会停下,安静地倾听一会儿 · 对能出声的物品感兴趣,喜欢摇动和拍打它,使其发出声音
6—9月龄	· "客体永久性"概念开始萌芽,如能寻找被部分遮盖的或当面被盖住的物品 · 出现一些典型的目的性行为,如:主动爬向较远处,去够拿自己想要的物品;喜欢故意抹掉或丢下物品,然后注视掉落的物品 · 对自己制造的声音感兴趣,喜欢拍打铃铛、用勺子敲打桌面 · 能模仿养育人的某些动作,如噘嘴巴、眯眼睛 · 对照片和影像感兴趣,当看到墙上的图片或自己在镜中的影像时,会注视或伸手触摸

---

① 上海市教师教育学院(上海市教育委员会教学研究室). 上海市0—3岁婴幼儿发展要点与支持策略(试行稿)[M].上海:上海教育出版社,2024:1—20.

（续表）

月龄	观 察 要 点
6—9 月龄	• 对音乐旋律表现出积极的身体反应,如坐在成人腿上听音乐时会抖动双腿
9—12 月龄	• 双手对不同的触觉刺激会有不同的反应,如在触摸粗糙坚硬的刷子、黏糊糊的面团等刺激物时,面部表情有变化,会表现出退缩行为 • 能根据养育人的引导指认生活中的常见物品,如电视机、桌子、电灯等 • 对不同物品有不同的摆弄方法,如:拿起发声的物品会左右摇晃,拿到小棒会做出敲打动作 • 具有对物体的长时记忆,如当面藏起来的东西,过一段时间仍能找到 • 有延迟模仿现象,如会拿起梳子做梳头动作、拿起电话机做打电话动作等 • 尝试用动作去改变物体现有的状态,如用摇晃或倾倒等方法,将物品从容器中倒出 • 能追踪物体的移动,如当看到小球滚入橱柜下方时,会趴着在橱柜下方寻找小球 • 会通过移动一个物品使另一个相连的物品一起移动,如通过拉动床单来够拿玩具,或通过拉动绳子来拖拉小车 • 能用动作表现对节奏的感受,如能模仿养育人有节奏地用手拍打物品,会跟着音乐节奏摆动身体 • 尝试模仿音调,如当听到养育人哼唱熟悉的歌曲时,会跟着哼哼哈哈发出声音

✺ 思考与练习

一、判断题

(1) 新生儿睡醒时,成人可以在他耳边(距离约 10 厘米)大声呼唤"小宝贝",他听到后会转过头来,以此促进婴儿听觉的发展。　　　　　　　　　　　　　　　　(　　)

(2) 感知觉是人一生中出现最早、发展最快的认识过程,是婴儿认识世界和自己的基本手段。　　　　　　　　　　　　　　　　　　　　　　　　　　　(　　)

(3) 婴儿的触觉和痛觉都非常灵敏。　　　　　　　　　　　　　　　　　(　　)

(4) 新生儿最早的记忆是对吃奶姿势及被母亲抱持姿势的记忆。　　　　(　　)

(5) 注意是婴儿探究世界的"窗口"。   (   )

二、选择题

(1) 新生儿的味觉已经发育完善,表现出对(   )的偏爱。

    A. 酸　　　　　　　　　　　　　　B. 甜

    C. 苦　　　　　　　　　　　　　　D. 咸

(2) 新生儿受冷水刺激会惊哭,说明新生儿已有(   )。

    A. 痛觉

    B. 温觉

    C. 知觉

    D. 触觉

(3) 当 3 月龄婴儿出现(   )情况时,成人应引起重视并及时咨询医生或相关专家。

    A. 不注视养育人的脸

    B. 不能追视移动的人或物

    C. 眼睛不会灵活转动

    D. A 和 B 都是

(4) 婴儿在(   )月龄时,通常能够展现出"客体永久性"的意识。

    A. 1　　　　　　　　　　　　　　B. 4

    C. 6　　　　　　　　　　　　　　D. 9

(5) 对 2—3 月龄的婴儿来说,当他注意的物体从视野中消失时,若仍能用眼睛去寻找,这表明他已有了(   )。

    A. 长时记忆

    B. 短时记忆

    C. 视觉注意

    D. 长久记忆

三、简答题

(1) 简述 0—1 岁婴儿认知发展的特点。

(2) 简述 0—1 岁婴儿认知与探索保育要点。

四、综合实践题

(1) 模拟组织活动:在本学习活动中任选 1—2 个活动实例,按照其中的模拟实训要求,尝试组织与实施保育活动。

(2) 设计保育活动:根据 0—1 岁婴儿认知与探索保育要点,尝试设计保育活动。

活动评价

学习活动评价表

评价维度	评价项目	分值(分)	评分(分)
知识	思考与练习(判断题、选择题、简答题)	20	
能力	思考与练习(综合实践题第一题)	20	
	思考与练习(综合实践题第二题)	20	
素养	职业精神、自我管理、团队协作、沟通表达	40	
总　分		100	
总结与反思			

学习活动 4　0—1岁婴儿语言与沟通活动的设计与组织

案例导入

　　5月龄的阳阳能发出"ma-ma"的音,妈妈以为他是在叫自己,很是高兴。可后来妈妈发现,阳阳对谁都叫"ma-ma"。

　　11月龄的乐乐已经能听懂一些简单的词。比如,妈妈说"灯",乐乐就会抬头看天花板上的灯。

　　想一想:案例中的婴儿体现了语言发展的哪些特点? 针对婴儿的语言发展情况,保育人员可以开展哪些活动?

　　语言发展主要是指婴儿逐步获得产生和理解母语的能力,是婴儿心理发展过程中的一项重要内容。这不仅仅是因为语言是婴儿不可或缺的交际工具,更关键的是,它在婴儿的认知与社会性发展中也具有至关重要的作用。

一、0—1岁婴儿语言与沟通保育知识

（一）0—1岁婴儿语言发展特点

此阶段为婴儿语言发展的准备阶段,主要包括发音准备、语音理解准备和语用技能准备。

1. 发音准备

　　婴儿生来就具备发音的能力,出生后的第一声啼哭就是发音的开始。新生儿的哭声没有特别的意义。到1月龄以后,婴儿的哭声才有了意义,婴儿会由不同的原因而产生不一样的哭声。婴儿的发音准备具体包括以下三个阶段。

　　（1）简单发音阶段(1—3月龄)。自婴儿满2月龄起,他们能逐渐发出如"a、o、e"等非哭声的单音节。此阶段发音不需要唇、舌的动作参与,是一种本能行为。

　　（2）连续发音阶段(3—9月龄)。在此阶段,婴儿的发音行为变得更加频繁。6月龄时,婴儿能重复发出一连串无意义音节,如"a-ou"等双音节、多音节。9月龄时,婴儿开始咿呀学语,出现"ba-ba-ba-ba""ma-ma-ma-ma"的声音,但这个阶段的发音仍不具有任何符号意

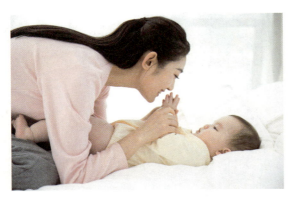

图 2-4-1　成人积极回应婴儿的发音

义。然而,如果成人对婴儿的这种无意义发音做出积极回应,就可以使婴儿形成条件反射,使之具有意义,并且有利于调动婴儿发音的积极性。

（3）学话萌芽阶段（9—12 月龄）。在此阶段,婴儿进入咿呀学语的高峰期,发音多而重复,且音调趋于多样化,如会发出"da-du-da-du"连续的语音。此外,婴儿能够说出第一个有特定指代意义的词,如"妈妈"或"爸爸"。同时,婴儿开始模仿成人的语音,如"mao-mao"（帽帽）等,这标志着婴儿学话的萌芽。

2. 语音理解准备

（1）语音知觉能力。0—4 月龄时,婴儿对语音非常敏感,基本掌握了对单一语音进行感知和辨别的能力。出生不到 10 天,婴儿就能对语音和其他声音进行区分,并做出不同的反应。2 月龄以后,婴儿能区分两个语音范畴,如清辅音（p）和浊辅音（b）的差异。5—9 月龄时,婴儿能够辨别出更多的音节和词语,对语言的复杂性有了更高的感知能力。10—12 月龄时,婴儿能够辨别母语中的各种因素。

（2）语义理解能力。0—6 月龄的婴儿处于语音理解阶段。婴儿能够通过听觉感知人发出的语音,并辨别不同人的语音,理解语气和语调的变化。8—9 月龄时,婴儿已经能够听懂成人的一些言语,并据此做出相应的反应,但此时引起婴儿反应的主要因素是说话者的语调和所处的语境。直至 11 月龄左右,婴儿才能够真正理解词语的意义。

3. 语用技能准备

0—3 月龄的婴儿处于言语交流行为中的早期互动阶段,表现为通过哭声和动作来与周围人进行交流和互动。这一行为与婴儿的生理需要密切相关。4—6 月龄时,婴儿的交流逐渐呈现社会性的特点,如尝试用语音和语调来与成人互动。7—9 月龄时,婴儿开始尝试模仿发声。9—12 月龄时,婴儿开始尝试使用语言进行交流,如用简单的词语或手势等来表达自己的需求和情感。这种初步的语言交流能力,为他们后续的语言发展奠定了基础。

（二）0—1 岁婴儿语言与沟通保育要点

0—6 月龄的婴儿正处于语音敏感期,其语言理解能力和语音技能均开始初步发展,表现为从对语音的辨别逐渐过渡到尝试发出语音的阶段。随着语言感知能力的日益增强,他们对发音的尝试变得更加频繁。7—12 月龄时,婴儿开始能够理解部分词汇的意义,所发出的连续音节明显增加,音调也开始多样化。因此,此阶段婴儿语言与沟通发展的保育要点可参见表 2-4-1。

表 2 - 4 - 1　0—1岁婴儿语言与沟通发展的保育要点

月龄	保育要点
1—2 月龄	提供丰富的语音刺激,激发交流意识;提供倾听机会
3—4 月龄	培养语词理解能力、强化发声、听儿歌
5—6 月龄	听说活动练习、模仿发声训练、语调变化感知训练
7—8 月龄	元音词发音模仿训练、常见词词义理解训练
9—10 月龄	元音词发音模仿拓展训练、激发说话兴趣、常见词词义加强理解训练
11—12 月龄	词汇刺激、帮助理解词句、鼓励开口说话、早期阅读指引

二、0—1岁婴儿语言与沟通保育活动的组织与实施

（1）成人要创设丰富的语言环境,提供正确的语言示范,积极与婴儿互动,引导其倾听、理解和模仿语言。具体方法有:引导婴儿对发音产生兴趣,如经常面对面地与婴儿轻声说话,呼唤其名字;在照护婴儿的过程中,如哺乳、换尿不湿、洗澡时,富有感情地逗引婴儿,告诉他们正在进行的活动;经常说说家中物品的名称,可以用温柔而丰富的面部表情,边说边做出简单的动作,以加深婴儿的理解。

 活动实例

我们在做什么（0—3月龄）

活动目的:
　　（1）能够回应成人的声音。
　　（2）通过与成人的互动,产生积极的情绪体验。

活动准备:
　　婴儿清醒且心情愉悦。

活动过程:
　　成人在喂奶、换尿不湿等一日活动中,与婴儿进行语言互动。例如:在喂奶之前,成人可以说:"宝宝,我们准备喝奶了。"在开始喂奶时,成人可以说:"宝宝,来喝奶啦!"在喝完奶之后,成人可以说:"宝宝吃饱了,真开心!"
　　在与婴儿语言互动的过程中,成人要观察婴儿是否会通过语音（如"咿咿呀呀"）、

表情或动作来进行回应。如果婴儿用语音回应,成人可以模仿婴儿的发音,亲切地回应他,与婴儿"对话"。

活动分析:

本活动可以贯穿婴儿一日活动的各个环节。如果婴儿没有语音方面的回应,成人可发出一些简单的音(如"α、o、e"),以引导婴儿模仿。

> **模拟实训:**①以小组为单位,模拟组织活动。②将该活动的场景变换为一日活动中的其他场景,设计引导语,并模拟组织活动。

(2)在婴儿逐渐理解简单词汇的基础上,成人可以鼓励婴儿咿呀学语,如提供印有日常生活用品的图片、熟人的照片等,和婴儿一起边看边指,让婴儿模仿和学习简单的发音,并逐步引导婴儿使用简单的表情、动作和语言等来表达自己的需求。当婴儿试着发出新语音时,成人要及时给予鼓励。如果婴儿发音不准确,成人可以示范正确的发音,引导婴儿模仿和学习,但不用刻意纠正。在示范时,成人的声音要柔和,且富含情感与语调变化,要让婴儿看清成人讲话时的表情及口型变化,最好伴以手势,以增强学习的效果。

 活动实例

这个东西在哪里(10—12月龄)

活动目的:

(1)能够将名称与对应的物品进行配对。

(2)提升认知能力及语言理解能力。

活动准备:

空的饼干盒或蛋糕盒若干、不同颜色的便签、裁纸刀、笔、卡纸若干、彩纸若干。

活动过程:

(1)成人利用材料制作一件语言教学玩具,方法为:在饼干盒的6个面贴上婴儿经常能够接触到的水果、家庭成员、生活用品的图片。

(2)成人可以先让婴儿认一遍图片上面的画面,然后转动盒子,以我说他指的方式让婴儿指认。引导语:"宝宝,苹果在哪里呀?"

活动分析:

指认游戏是培养婴儿认知和语言能力的一个常见游戏,可以帮助婴儿理解简单的词汇,同时激发其对发音的兴趣。随着婴儿语言能力的发展,成人还可以先示范这些物品名称的正确发音,逗引婴儿注视自己的口型,然后让婴儿模仿发音。成人在每说出一个物品的名称后,应停顿一下,让婴儿有模仿的机会。当婴儿有类似发音时,成人要及时给予赞美和鼓励,让其有兴趣坚持练习发音。

> 模拟实训:以小组为单位,制作玩教具,并模拟组织活动;如果制作玩教具的条件有限,也可以进行五官或身体指认活动。
>
> 关联知识:玩教具制作。

(3)成人可以为婴儿提供合适的儿歌、故事和图画书,并为他朗读,以引发婴儿对阅读的兴趣。对于稍大一点的婴儿,成人可以鼓励他用语音或动作与自己互动,同时也可以让他翻弄卡片、图画书,以此激发婴儿的阅读兴趣。

 活动实例

翻翻图画书(7—12 月龄)

活动目的:

(1)练习发音,能够回应成人。

(2)能够自行翻书。

翻翻图画书

活动准备:

纸板书、布书等各类适合婴儿阅读的图画书。

活动过程:

(1)成人可以让婴儿翻阅自己感兴趣的图画书,并观察婴儿与图画书的互动方式,如翻页、指图片、咿呀学语等。如果婴儿能够积极地与图画书互动,成人则可以通过语言给予肯定。引导语:"宝宝会自己翻书,真棒!""宝宝指的是小猫,你正在和小猫说话。"

(2)如果婴儿对图画书很感兴趣,成人便可以和他一起读这本书。在读书的过程中,成人可以引导婴儿指认画面中的内容。引导语:"这是什么?"(注意停顿,给婴儿思考的时间)婴儿可能会通过咿呀学语或动作的方式进行回应,成人应对此给予正向反馈。引导语:"是的,这是小狗,汪汪汪。"

活动分析:

在初次接触图画书的时候,成人可以示范翻页的动作,并让婴儿尝试模仿。此外,对于新接触的图画书,成人可以先介绍书中的内容,然后再让婴儿尝试指认。成人应在日常生活中经常重复朗读书中的儿歌或故事,以加深婴儿的印象。需要注意的是,婴儿可能会有啃咬图画书的行为,因此成人应确保书籍的安全和卫生。

模拟实训:以小组为单位,模拟组织活动。

关联知识:故事讲述技能。

三、0—1岁婴儿语言与沟通保育活动的观察要点

在组织与实施0—1岁婴儿语言与沟通保育活动时,需要根据表2-4-2所列要点对婴儿实施观察。

表2-4-2　0—1岁婴儿语言与沟通发展观察要点[1]

月龄	观察要点
0—3月龄	• 对不同的声音有不同的反应,如:当听到温柔、平和的声音时会表情放松,或表现出手舞足蹈的样子;当听到生气发怒或过响的声音时会握紧拳头或表情紧张 • 能听辨男女不同的说话声 • 用哭声表达自己的需要,如用大哭、小声哭泣或哼哼等不同的哭声表达饿了、尿了等不舒服的感觉 • 当生理需要得到满足后,会发出"啊""呃"的声音 • 听到养育人哼唱有韵律的儿歌,会安静下来
3—6月龄	• 对熟悉的声音更敏感,当听到养育人的说话声时会转头寻找 • 可以区分不同的语调,如:当养育人用愉快的语调和他说话时,会用微笑回应;当养育人用生气的语调和他说话时,会表现出退缩或不高兴的样子 • 当养育人看着婴儿说话时,婴儿会看着养育人的脸 • 不断重复发出一连串无意义音节,如"a""a-ou"等双音节、多音节

---

① 上海市教师教育学院(上海市教育委员会教学研究室).上海市0—3岁婴幼儿发展要点与支持策略(试行稿)[M].上海:上海教育出版社,2024:1-20.

（续表）

月龄	观察要点
3—6月龄	・当养育人发出逗引的声音时,婴儿会用声音做出回应 ・当看见养育人走过来时,会发出声音或手舞足蹈地动个不停,以引起关注 ・看到熟悉的画面会注视一会儿 ・听到熟悉的儿歌会表现出愉悦的行为 ・看到色彩对比强烈的图案,会注视一会儿
6—9月龄	・当听到陌生的声音时,会瞪大眼睛仔细聆听 ・能从养育人的语气中明白养育人要表达的意思,如当要扔玩具时,听到养育人重重的"嗯——"声,会停止扔的动作 ・能把词和熟悉的物体联系起来,如:听到"爸爸",会把目光朝向爸爸;听到"灯",会看灯 ・开始咿呀学语,出现"ba-ba-ba-ba""ma-ma-ma-ma"的声音 ・用不同的语调,并伴随动作和表情来表达自己的需要,如用尖叫伴随蹬腿、伸手的动作来表示自己不愿意躺着 ・会用扭头或推开等动作表示"不要" ・当被抱着和养育人一起看图片时,会注视画面,倾听养育人说话 ・当看到图片上熟悉的物体或人物时,会微笑或表现出高兴的样子 ・喜欢摆弄书,如翻玩布书、图卡书等 ・当看到熟悉的图片时,能将语音与对应的画面联系起来,如听到"汪汪在哪里",会朝小狗的图片看
9—12月龄	・能按养育人的要求指认球、狗、汽车、鞋子等熟悉的物品 ・能将词与特定的动作建立联系,如:听到"妈妈抱"时会向妈妈伸出手,听到"和姐姐再见"时会挥挥手 ・当听到"不""不可以"等禁止命令时,会有停顿反应 ・会发出"da-du-da-du"连续的语音,并出现音调变化 ・说出第一个有特定指代意义的词,如"妈妈"或"爸爸" ・用动作、语调和表情表达自己的需要,如用手指着球,发出"嗯——"的声音,表示想要球 ・当看到同伴时,会用声音、拉拽等动作进行交往

（续表）

月龄	观察要点
9—12月龄	• 能安静地听养育人念儿歌、讲短小的故事 • 对图画书里多次重复出现的象声词会有反应 • 喜欢摆弄色彩鲜艳、构图简单的图卡、图片、图画书 • 看到熟悉的画面会有反应，如发出"嗯——"声或用动作表现出开心的样子

思考与练习

一、判断题

（1）婴儿是通过模仿来习得语言的。因此，当成人发现婴儿发音不准确时，要马上给予纠正，直到婴儿能正确发音为止。　　　　　　　　　　　　　　（　　）

（2）指认游戏中的指认内容应当是婴儿在日常生活中不常见的事物。　　（　　）

（3）婴儿的语言发展是一个连续且稳定的过程，不受外部环境因素的影响。（　　）

（4）婴儿在2月龄时就能清晰地发出辅音，如"p"和"b"。　　　　　　（　　）

（5）婴儿在8—9月龄时就能够理解一些简单的指令。　　　　　　　　（　　）

二、选择题

（1）（　　）月龄时，婴儿开始咿呀学语，出现"ba-ba-ba-ba""ma-ma-ma-ma"的声音。

　　A. 3　　　　　　　　B. 6　　　　　　　　C. 9　　　　　　　　D. 12

（2）婴儿咿呀学语的高峰期是在（　　）。

　　A. 1—3月龄　　　　B. 4—8月龄　　　　C. 9—12月龄　　　　D. 1—6月龄

（3）婴儿学习语言的主要方式是（　　）。

　　A. 模仿听到的声音　　　　　　　　　　B. 观看电视或视频

　　C. 阅读书籍　　　　　　　　　　　　　D. 通过自己的探索

（4）对于7—12月龄的婴儿，成人应鼓励他（　　），以培养其语言与沟通能力。

　　A. 学着用简单句（双词句）来表达自己的需要

　　B. 用普通话来表达自己的需求

　　C. 做应答式的回答

　　D. 模仿成人发音，并做出相应的反应，如用表情、动作、语音等回应他人

（5）在以下方法中，最适合用于培养新生儿语言能力的是（　　）。

　　A. 当他睡醒时，可以和他面对面说话　　　B. 让他常听节奏感强的音乐

C. 给他提供适量的视听刺激　　　　　D. 鼓励他模仿成人发音

三、简答题

(1) 简述 0—1 岁婴儿语言发展的特点。

(2) 简述 0—1 岁婴儿语言与沟通保育要点。

四、综合实践题

(1) 模拟组织活动:在本学习活动中任选 1—2 个活动实例,按照其中的模拟实训要求,尝试组织与实施保育活动。

(2) 设计保育活动:"找妈妈(老师)"是 3—6 月龄婴儿非常喜欢玩的游戏。请基于该游戏设计保育活动方案(可以从婴儿感知语言与练习发音的角度出发),然后以小组为单位,模拟组织与实施该活动。

游戏"找妈妈(老师)"的玩法:成人用手(也可以用毛巾、丝巾)遮住自己的脸,然后引导婴儿寻找自己,接着将手移开,再次出现在婴儿的面前。

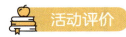 活动评价

学习活动评价表

评价维度	评价项目	分值(分)	评分(分)
知识	思考与练习(判断题、选择题、简答题)	20	
能力	思考与练习(综合实践题第一题)	20	
	思考与练习(综合实践题第二题)	20	
素养	职业精神、自我管理、团队协作、沟通表达	40	
总　分		100	

总结与反思

0—1岁婴儿情感与社会活动的设计与组织

8月龄的田宝最近开始认人了。如果父母离开,田宝便会开始哭闹,一旦父母回到身边就会停止哭闹。田宝还特别喜欢妈妈和他玩"躲猫猫"的游戏,当妈妈把手从脸上移开并做鬼脸时,田宝都会咯咯地笑个不停。

想一想:为什么父母的离开会让田宝哭闹?为什么田宝喜欢和妈妈玩"躲猫猫"的游戏?作为保育人员,应如何组织该月龄段婴儿的情感与社会保育活动?

情绪情感是人一生中出现最早且对今后发展影响深远的心理现象之一。它是人对客观事物的态度和内心的体验。

一、0—1岁婴儿情感与社会保育知识

(一)0—1岁婴儿情绪情感发展特点

0—1岁婴儿的情绪发展主要集中在情绪发生、情绪表达和情绪调节三个方面。

1. 情绪发生

婴儿生来就有最初的情绪反应,如哭、笑等,这些都与生理需要是否得到满足有关。

2. 情绪表达

0—1岁婴儿的情绪表达以哭、笑、恐惧和焦虑为主。

(1)哭。哭是人类与生俱来的能力。婴儿的哭声有两种:一种是未分化的哭,这通常出现在1月龄以下的婴儿中,其哭声往往没有特别意义。另一种是分化后的哭,它集生理现象和心理现象于一体,且具有社会性,如由饥饿产生的哭、由疼痛引起的哭等。

(2)笑。笑是一种积极情绪的表现,也是人类的第一个社会性行为。婴儿的笑一般要经历三个阶段:一是自发性微笑阶段(0—5周),也称内源性微笑阶段。此阶段婴儿的微笑主要是用嘴做怪相,常发生在婴儿睡眠中,有时也会在婴儿困倦时发生,与中枢神经系统活动不稳定有关,3月龄左右消失。因此,这一阶段的微笑称不上真正的"社会性"微笑。二是无选

择的社会性微笑阶段(3—4周起),也称外源性微笑阶段。这时,婴儿开始能够区分人和其他物体,开始对人脸和人声的出现产生社会性微笑。但是,此阶段的微笑是无差别的,对所有人都一样。三是有选择的社会性微笑阶段(4月龄以后)。婴儿开始对不同个体做出不同反应,具体表现为只对亲近的人笑,或者对熟悉的人比对不熟悉的人笑得多,这标志着有选择的社会性微笑的产生。

(3)恐惧。恐惧属于消极情绪。0—1岁婴儿的恐惧情绪一般需经历三个阶段:一是本能的恐惧阶段。婴儿生来就具有恐惧情绪反应,这是由听觉、皮肤觉等刺激引起的。比如,尖锐刺耳的声音会引起婴儿的恐惧情绪。二是与知觉经验相联系的恐惧阶段。这种恐惧在婴儿4月龄左右出现,表现为婴儿对过去不愉快的经验刺激会产生恐惧情绪。同时,从这一时期开始,视觉刺激在引发婴儿恐惧情绪中起主要作用。三是怕生阶段。6月龄左右,对陌生刺激物(人和物)的恐惧会让婴儿产生怕生的行为。

(4)焦虑。与恐惧一样,焦虑也是一种消极情绪,出现的时间一般较晚。婴儿在出现怕生行为的同时,还会出现对陌生人的焦虑情绪,表现出对陌生人的警觉和害怕。

3. 情绪调节

0—6月龄时,婴儿的情绪调节处于随本体运动能力发展而发展的阶段。比如,婴儿最早的情绪调节方式是通过吮吸手指等身体反射动作来安抚自己的情绪;到2至3月龄时,他们会通过控制视觉注意的方式来调节自己的情绪。[①] 随着月龄的增长,婴儿开始学会自我安慰。当遇到不愉快的刺激时,他们可能会通过吮吸手指、抓握玩具等方式来转移注意力,从而缓解不良情绪。9—12月龄时,婴儿会根据成人的情绪,如观察父母的表情和动作,来判断自己应该如何反应。

总之,0—6月龄婴儿情绪发展的特点有:①出现所有的基本情绪,以快乐、愤怒、悲伤为主;②情绪表达以积极情绪为主;③能够初步调节消极情绪;④通过面部表情来理解不同情绪。7—12月龄婴儿情绪发展的特点有:情绪表达进一步丰富,自我调节能力增强。

(二) 0—1岁婴儿个性与社会性发展特点

1. 自我意识

自我意识是指个体对自己以及自己与他人关系的认识,是个性形成和发展的前提,也是个性发展和成熟的重要标志。3月龄左右的婴儿开始可以区分自己与他人或物的区别。5月龄左右,婴儿开始出现镜像感知,即对镜子里的影像感兴趣,但是不能认出那就是自己,表明这个阶段的婴儿还没有出现自我意识。6月龄左右,婴儿开始注意镜子里的自己,会对着镜子里的自己做出拍打、招手、欢笑、亲嘴等动作,他们可能把自己的镜像当作能和自己游戏的伙伴。这表明婴儿对镜子中的自己产生了初步的兴趣和好奇。12月龄以后,婴儿开始能

---

① 刘婷.0—3岁婴幼儿心理发展与教育[M].上海:华东师范大学出版社,2021:76.

够区分自己的动作和动作对象,能逐渐认识到镜子中的影像与自己有关。

2. 依恋

依恋是婴儿与主要养育人之间形成的一种持久、强烈且亲密的情感联结。从出生到 3 月龄,婴儿处于前依恋期,尚未对母亲形成专一的依恋关系,对人的反应是无差别的。4—6 月龄时,婴儿处于依恋关系建立期。这一时期,婴儿对不同人的反应逐渐出现差异,对周围熟悉的人(尤其是对母亲)会表现出偏爱,对陌生人出现了"认生"现象。对陌生人的照料或与母亲的短暂分离,婴儿虽然能够接受,但会表现出消极的情绪反应。7 月龄至 2 岁是依恋关系明确期,婴儿对母亲的存在更加关切,特别愿意与母亲在一起,分离时会表现出明显的焦虑和不安。这一时期,婴儿开始形成对母亲的专门情感联结,并表现出对陌生人的恐惧和回避。

3. 同伴交往

同伴交往是指婴儿与年龄相同或相近的婴儿之间的社会交往活动。1 月龄左右,婴儿表现出对同伴的兴趣。2 月龄左右,婴儿出现与同伴相互注视的现象。3—4 月龄时,婴儿出现与同伴相互触摸的行为。6—12 月龄时,同伴关系步入客体中心阶段,即婴儿此时的交往对象主要集中在玩具或其他物体上。

总之,0—6 月龄婴儿社会性发展的特点有:①无自我意识;②处于依恋关系建立期;③能初步注意同伴的存在。7—12 月龄婴儿社会性发展的特点有:①逐步萌发自我意识,开始认识自己的身体和行为;②建立依恋关系,开始出现分离焦虑;③萌发社会性交往意识。

(三) 0—1 岁婴儿情感与社会保育要点

成人需要为婴儿创设温暖、愉快的情绪氛围,观察、了解不同月龄婴儿的需要,把握其情绪变化,积极主动地与婴儿进行情感交流。当婴儿以哭或其他方式表达需求时,成人可以用语言、表情或动作及时回应,与婴儿逐步建立起稳定、信赖的关系;当婴儿表现出焦虑或受挫的情绪时,成人应以微笑、柔和的语调、拥抱、爱抚等方式来缓解其焦虑情绪;当婴儿表现出生气、不愉快等负面情绪时,成人可以尝试转移其注意力;当婴儿出现可能产生危险的不当行为时,成人应明确表示"不""不可以"。0—1 岁婴儿情绪与社会发展的保育要点可参见表 2-5-1、表 2-5-2。

表 2-5-1　0—1 岁婴儿情绪情感发展的保育要点

月龄	保育要点
1—2 月龄	回应婴儿出现的正面情绪;给予回应性照料,满足婴儿正常的生理需求
3—4 月龄	进行亲子互动,重复语言或婴儿喜欢的声音,强化积极的情绪体验

（续表）

月龄	保育要点
5—6月龄	丰富亲子互动的形式和场所,增强趣味性
7—8月龄	引导婴儿接触新鲜事物,避免因新环境或人而出现退缩行为
9—10月龄	正确引导婴儿出现的"黏人""怕生"等行为
11—12月龄	帮助婴儿识别他人的基本情绪,并学习初步的情绪调节技巧

表2-5-2　0—1岁婴儿社会性发展的保育要点

月龄	保育要点
1—2月龄	增加与婴儿的接触(语言、肢体接触),促进依恋关系的建立;培养情感交流意识;带领婴儿认识周围环境
3—4月龄	经常抚摸和拥抱婴儿;引导婴儿照镜子
5—6月龄	培养婴儿与成人(熟悉的人)之间的感情;引导婴儿认识自己
7—8月龄	通过提供高质量的亲子互动,帮助婴儿克服"认生"现象;创造充分的交往机会,拓展交往范围;进行初步的自我控制能力的培养
9—10月龄	训练婴儿记住自己常用的物品,帮助其建立"我"的概念;进一步提供和丰富交往、模仿以及情感体验的机会;培养婴儿对简单指令的理解能力和遵守意识
11—12月龄	鼓励婴儿模仿和交往,了解初步的社交常识;引导婴儿学习分享和遵守规则

二、0—1岁婴儿情感与社会保育活动的组织与实施

（1）成人要与婴儿建立稳定的亲子关系,让婴儿愉快地与人交往。成人在照料婴儿的日常生活时,要悉心辨析婴儿的哭声,及时回应和满足其生理需要,给予安全感;随时关注婴儿的情绪,引导婴儿理解和辨别高兴、喜欢、生气等不同情绪;经常用声音、目光、微笑、拥抱等方式,或者通过玩捉迷藏、挠痒痒等游戏,亲近和逗引婴儿。

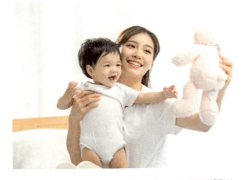

图2-5-1　成人利用玩具逗引婴儿

活动实例

毛毛虫挠痒痒（0—6 月龄）

活动目的：

（1）通过与成人的肢体接触，促进情绪发展。

（2）体验游戏的快乐，培养积极、愉快的情绪。

活动准备：

可以用来挠痒痒的物品（如鸡毛）。

活动过程：

（1）婴儿舒服地躺在地垫上，成人边念儿歌，边将指尖从婴儿的手指慢慢滑动（像小虫子爬一样）到婴儿的胳膊，然后在他的胳肢窝里转圈玩，逗引婴儿笑。

儿歌示例：小小毛毛虫，爬呀爬呀爬，爬到你身上，给你挠痒痒。

（2）成人边念儿歌，边用鸡毛在婴儿的脖颈、手心、脚掌心等处挠痒痒，逗引婴儿笑，让婴儿体验快乐的情绪。

活动分析：

在逗引婴儿的过程中，成人也要面带微笑，让婴儿感受到愉悦的情绪。需要注意的是，挠痒痒要适度，不要让婴儿笑得过于激动，更不可在婴儿进食时开展本活动。

> **模拟实训：**以小组为单位，设计引导语，模拟组织活动。

（2）成人应多为婴儿创造与人交往的机会，并以示范的方式主动与他人打招呼，同时鼓励婴儿用手势语打招呼；通过安抚、拥抱，并伴随柔和的语调来缓解婴儿在接触陌生人或陌生环境时的焦虑情绪；当婴儿表现出退缩行为时，不要强求，应给予理解和尊重。

 活动实例

抱一抱（7—12 月龄）

活动目的：

学习与同伴交往。

活动准备：

玩具、可分享的食物等。

活动过程：

（1）成人引导婴儿与同伴尝试相互接触，如可通过看一看（成人可以说"宝宝，看看这是弟弟"）、摸一摸、拉拉手、抱一抱等方式，也可通过分享玩具和食物的方式。需要注意的是，一旦婴儿出现抓别人脸或咬人等行为，要说"不"并及时制止他。

（2）当家中来客人时，成人可以先示范正确的交往方式，如握手、拍手、招手并说"欢迎"，或抱一抱对方，然后引导婴儿模仿做出相应的动作，如招手或抱一抱对方，并对婴儿的行为给予肯定和表扬。

（3）成人也可以带领婴儿与比他大一些的孩子一起玩耍，引导婴儿与对方相互拥抱，做好朋友，观察他是否喜欢与较大的孩子一起玩耍。

活动分析：

成人在日常生活中，可以多带婴儿接触新环境和新朋友，并给予表扬和肯定，以促进婴儿交往的积极性。成人平时要为婴儿做出正确的行为榜样，注意语言和动作要同步进行，以帮助婴儿理解词语所对应的意义，促进婴儿社交能力的发展。如果婴儿出现退缩行为，成人不必着急，应耐心引导。若婴儿在交往的过程中出现抓人、咬人等行为，成人要及时制止。

> **模拟实训：**以小组为单位，设计引导语，模拟组织活动。

三、0—1 岁婴儿情感与社会保育活动的观察要点

在组织与实施 0—1 岁婴儿情感与社会保育活动时，需要根据表 2-5-3 所列要点对婴儿实施观察。

表 2-5-3　0—1 岁婴儿情感与社会发展观察要点[①]

月龄	观察要点	
0—3 月龄	情绪情感	· 用哭泣表达需求，饥饿时哭声更强烈 · 视野里看不到人时会表现出不安 · 当养育人边哼唱摇篮曲边轻拍婴儿身体时，婴儿表情愉悦

[①] 上海市教师教育学院（上海市教育委员会教学研究室）.上海市 0—3 岁婴幼儿发展要点与支持策略（试行稿）[M].上海：上海教育出版社，2024：1—20.

（续表）

月龄	观 察 要 点	
0—3 月龄	个性与社会性	• 喜欢被抱,妈妈抱着时显得特别安静 • 啼哭时听到妈妈的安慰会缓解或停止 • 吃奶时听到妈妈的声音,会停止吸吮或改变吸吮速度 • 妈妈逗引时,头和眼睛会跟随妈妈转动,甚至会笑 • 用哭泣、微笑、咿呀发声等行为引起他人注意 • 用哭闹、蹬腿、挥动胳膊等方式表达想要被抱起的需求 • 关注他人,喜欢盯着人看
3—6 月龄	情绪情感	• 能感受并表达烦躁、愉悦等情绪 • 能区分高兴、生气等情绪,看到笑脸会手舞足蹈,看到生气的脸会怔住或回避 • 愉悦时会发出咯咯笑声或在床上做出蹬、踢的动作 • 不开心时会挺直身体 • 出现一些自我安慰的动作,如反复把手放到嘴里吮吸,表现出很满足的样子
	个性与社会性	• 喜欢被主要养育人抱着,并表现出愉悦的情绪反应 • 喜欢触摸妈妈的乳房、头发或耳朵 • 开始与主要养育人互动,尤其偏爱妈妈 • 能区别熟悉和陌生的面孔,出现"认生"现象,开始认人 • 对自己的手和脚有兴趣,常盯着自己的手看 • 看到熟悉的脸会微笑,看到陌生的脸则表情严肃 • 被熟悉的人逗引时,会报以微笑 • 用假哭吸引养育人与之互动
6—9 月龄	情绪情感	• 情绪表现更丰富,出现惊讶、伤心、难过等多种情绪 • 当愿望受阻时会表现出沮丧或愤怒的反应 • 能和父母、家人开心地玩 • 手里的东西被拿走时会哭,再拿回时会笑
	个性与社会性	• 特别喜爱主要养育人,会露出期待安慰或需要陪伴的表情和动作 • 与主要养育人分离时会感到难过,会用哭泣等方式努力将其留在身边

（续表）

月龄	观 察 要 点	
6—9 月龄		• 当看到主要养育人距离较远时,有要去接近的反应 • 当由别人抱着时,会用伸手等手势表示要主要养育人抱 • 喜欢自己抓吃食物、抓拿物品,显示出一定的独立性 • 听到成人呼唤自己的名字,会有明显反应 • 喜欢和兄弟姐妹玩,能接受他们拉拽衣物、身体等稍过分的行为举动 • 喜欢玩"躲猫猫"等互动类游戏,会笑得很开心、投入 • 开始愿意顺从主要养育人的要求
9—12 月龄	情绪 情感	• 当意识到养育人生气时,会停止正在做的事情 • 开始对某些玩具表现出特别的偏爱 • 会使用面部表情、眼神、声音和姿势,对周围的事情表达自己的情绪情感 • 会用奶嘴、毛毯等喜爱的物品进行自我安慰 • 被夸奖时,会表现出高兴的情绪
	个性与 社会性	• 遇到困难会马上寻求养育人的帮助 • 当主要养育人在身边时,可以独立玩一会儿 • 独自玩耍时,会常转头寻找主要养育人,以获得安全感 • 陌生人接近时,会露出惊奇、害怕的表情,会把身体转向养育人 • 开始意识到自我的存在,知道自己的嘴巴、眼睛、手脚等身体部位 • 照镜子时会对着自己的镜像拍拍、笑笑,喜欢看自己的照片 • 用动作、表情、声音等表示对其他婴幼儿的关注,并乐于靠近他们 • 能用面部表情、手势、词语与人交流,如微笑、拍手等 • 喜欢玩"藏藏找找"等互动类游戏,会期待结果,表现出兴趣 • 喜欢重复做逗引人发笑的行为 • 愿意按照主要养育人的简单要求做出相应行为

思考与练习

一、判断题

(1) 婴儿生来就有最初的情绪反应,如哭、笑等。　　　　　　　　　　　　　　　( )

(2) 当婴儿因遇到陌生人或来到陌生环境而大哭时,成人不要指责或训斥他,而是应通过安抚、拥抱等方式来缓解婴儿的情绪。　　　　　　　　　　　　　　　　( )

(3) 6 月龄的婴儿已经能够表现出对陌生人的焦虑或恐惧。　　　　　　　　　　( )

(4) 6 月龄左右的婴儿能够通过面部表情来理解不同的情绪。　　　　　　　　　( )

(5) 情绪情感是人对客观事物的态度和内心的体验。　　　　　　　　　　　　　( )

二、选择题

(1) 婴儿通常在( )月龄时开始对镜子中的自己产生兴趣。
　　A. 3　　　　　　　　B. 6　　　　　　　　C. 9　　　　　　　　D. 12

(2) 婴儿与主要养育人之间形成的特殊情感联结被称为( )。
　　A. 依恋关系　　　　B. 伙伴关系　　　　C. 亲子关系　　　　D. 社交关系

(3) 在以下描述中,( )最为准确地反映了婴儿期同伴交往的特点。
　　A. 新生儿在出生后能立即展现出对同伴的兴趣
　　B. 3 月龄的婴儿能够通过眼神接触的方式与同伴建立联系
　　C. 6 月龄的婴儿开始模仿同伴的行为并尝试互动
　　D. 1 岁婴儿通常会避免与同伴进行直接的社交互动

(4) 婴儿真正的社会性微笑通常出现在( )。
　　A. 出生时　　　　　B. 0—5 周　　　　　C. 3—4 周起　　　　D. 4 月龄以后

(5) 婴儿的退缩行为通常与( )情境相关。
　　A. 面对新奇刺激时的探索行为
　　B. 与熟悉的养育人分离时的焦虑反应
　　C. 学会爬行后对环境的主动接近
　　D. 成功完成一个难题后的自豪感表现

三、简答题

(1) 简述 0—1 岁婴儿情绪情感、个性与社会性发展的特点。
(2) 简述 0—1 岁婴儿情感与社会保育要点。

四、综合实践题

(1) 模拟组织活动:在本学习活动中任选 1—2 个活动实例,按照其中的模拟实训要求,尝试组织与实施保育活动。

（2）设计保育活动：根据0—1岁婴儿情感与社会保育要点，尝试设计保育活动。

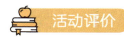 活动评价

学习活动评价表

评价维度	评价项目	分值（分）	评分（分）
知识	思考与练习（判断题、选择题、简答题）	20	
能力	思考与练习（综合实践题第一题）	20	
	思考与练习（综合实践题第二题）	20	
素养	职业精神、自我管理、团队协作、沟通表达	40	
	总　分	100	
总结与反思			

任务 3

1-2 岁幼儿保育活动的设计与组织

学习导语

1—2岁幼儿身体发育的速度虽然相较于之前已减缓,但仍处于快速发展的阶段。他们的运动机能有了较大的发展,从开始蹒跚走路到自如行走,甚至学会了跑、跳。他们的语言发展又上了一个新的台阶,能够迅速学习新词汇,词汇量开始呈爆炸式增长。他们的个性特征更加鲜明,自我意识进一步增强。

幼儿对世界充满了好奇,想去探索全新的世界。幼儿在成人创设的环境中不断探索和学习,已经能够掌握基本的生活常规。这一阶段所获得的知识和经验,将为幼儿今后的发展带来巨大的影响。

那么,1—2岁幼儿的身心发展具有哪些特点?如何通过保育活动来促进幼儿发展?本任务将通过观察、调研、课堂讨论、模拟实训等方式,帮助大家了解1—2岁的幼儿,以及学习1—2岁幼儿保育活动的设计与组织方法。

学习目标

- 了解1—2岁幼儿各领域发展的特点。
- 能根据1—2岁幼儿各领域发展的特点,为其提供科学的保育。
- 掌握1—2岁幼儿各领域保育活动的目标和要点。
- 能组织1—2岁幼儿保育活动,合理评析活动的实施情况,促进幼儿的身心发展。
- 能对1—2岁幼儿的活动情况进行观察,及时调整组织策略。
- 懂得自身专业素养对1—2岁幼儿身心发展水平的影响,提升参与课程学习的积极性。

📖 学习准备

- 预习本任务内容,思考"小讨论"中的问题。
- 阅读《托育机构保育指导大纲(试行)》《3 岁以下婴幼儿健康养育照护指南(试行)》等文件,了解 1—2 岁幼儿保育相关知识。
- 观看活动视频,了解 1—2 岁幼儿保育活动的组织与实施方法。

⏰ 建议学时

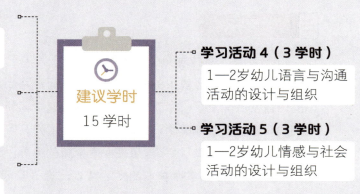

学习活动 1(3 学时)
1—2岁幼儿生活与习惯活动的设计与组织

学习活动 2(3 学时)
1—2岁幼儿感知与动作活动的设计与组织

学习活动 3(3 学时)
1—2岁幼儿认知与探索活动的设计与组织

建议学时
15 学时

学习活动 4(3 学时)
1—2岁幼儿语言与沟通活动的设计与组织

学习活动 5(3 学时)
1—2岁幼儿情感与社会活动的设计与组织

📝 学习笔记

1—2岁幼儿生活与习惯活动的设计与组织

案例导入

　　15月龄的洋洋已经长了8颗乳牙了。然而,最近妈妈发现洋洋的牙齿似乎有些异常,原本洁白的乳牙开始逐渐发黄。妈妈非常担心洋洋的牙齿健康问题。

　　想一想:请查阅有关资料,分析洋洋牙齿变黄的原因,并尝试帮助洋洋妈妈找到可能的解决方法。

　　相较于婴儿期,1—2岁幼儿的各方面能力都有了显著的发展。为此,成人可以在有规律的生活照料的过程中,帮助幼儿初步建立一些生活常规和行为习惯。

一、1—2岁幼儿生活与习惯保育知识

(一)1—2岁幼儿生理发展特点

幼儿1—2岁时,身长、体重、头围等的增长速度较之前有所减缓。

(1)身长。1—2岁这段时期,幼儿的身长约增加10厘米;到2岁时,身长约为85厘米。身长主要受长期的营养状况、遗传、环境等因素的影响。

(2)体重。出生后的第二年,幼儿的体重约增加3千克;到2岁时,体重约为出生时的4倍。

(3)头围。1—2岁时,幼儿头围一年约增长2厘米;到2岁时,头围约为48厘米。头围测量在幼儿2岁前最有价值。

(4)胸围。1岁后,幼儿的胸围将逐渐大于头围。如果到1岁半以后,幼儿的胸围仍小于头围,则说明生长发育不良。

(5)牙齿。幼儿在1岁时,一般有5—6颗乳牙;12—16月龄时,第一乳磨牙萌出;16—20月龄时,下颌乳尖牙和上颌乳尖牙萌出;20—30月龄时,第二乳磨牙萌出;2—2.5岁时,乳牙出齐,上下各10颗,左右对称,共20颗。若12月龄仍未萌出乳牙者为出牙延迟,就应考虑有无受到全身疾病的影响,如佝偻病、呆小病、极度营养缺乏等。

小麦,12月龄,经常会流口水。妈妈给她戴了口水巾,可不一会儿,口水巾就湿透了。小麦为什么会频繁流口水?保育人员及家长该如何处理?

（6）脑。随着年龄的增长,幼儿的大脑重量逐渐增加,但增长的速度开始变缓。12月龄时,幼儿的大脑重量为800—900克,接近成人的60%;24月龄时,大脑重量增加到900—1000克。2岁时,大脑及其各部分的相对大小和比例已基本接近成人水平,这为幼儿智力的发展奠定了生理基础。出生后的第一年,婴儿小脑发育速度一般。1岁后,幼儿小脑迅速发育。一般到3岁左右,幼儿的小脑功能才逐渐完善。因此,1—3岁幼儿的平衡能力较差,走路不稳,容易摔跤。

（二）1—2岁幼儿生活与习惯保育要点

1. 提供营养平衡的膳食

（1）食物来源多样化,重视营养价值。由于1—2岁幼儿的胃肠道等消化器官的进一步发育,以及感知觉和认知能力的进一步发展,他们对食物多样化的需求更高,开始与家人一起进食家庭食物。在食物的来源上,幼儿每日饮食中应包括乳类、谷物类、动物性食物以及蔬菜水果等多种类别,每餐应包含3种以上食物。在营养价值上,应选择营养价值高、营养成分多元的食物,如多吃富含维生素A或β—胡萝卜素的水果和蔬菜,多吃富含铁、锌的动物性食物。同时,幼儿食物中应包含适量的动物脂肪,以维持营养的均衡与全面。

15月龄的萌萌长得比其他幼儿瘦小一些,妈妈觉得这可能是由萌萌挑食引起的。萌萌不喜欢吃绿色蔬菜,为此,妈妈特意做了各类含蔬菜的食物,如青菜面等,可仍无济于事。只要吃到菜叶,萌萌就用舌头顶出来。妈妈又急又气,便强行喂她吃,萌萌为此情绪失控,大哭并呕吐。面对这种情况,保育人员及家长该怎么做?

（2）烹调方式合理化,注重食品安全。1—2岁幼儿的食物应保持原味或清淡口味,最好为家庭自制(为幼儿单独制作)的食物,选用新鲜、优质、无污染的食材及清洁的水制作。食物烹调的重要原则是将食物煮熟、煮透,同时尽量保持食物中的营养成分和原有口味,并使食物质地符合幼儿的进食能力。烹调方式宜用蒸、煮、炖、煨等方式,以尽可能保留食物中的营养成分。食材要完全去除硬皮、骨、刺、核等,豆类或坚果要充分磨碎,以确保幼儿的进食安全。

2. 建立良好的日常生活习惯

（1）鼓励幼儿自主进食。这一时期,随着幼儿自我意识的发展及独立性的不断增强,成人应顺应其发展需要,为幼儿营造轻松愉快的进食环境,安排幼儿与家人一起就餐,鼓励幼儿自主进食。同时,成人应鼓励幼儿以口头语言、肢体语言等方式来表达自己对进食的要求,强化幼儿对饥饿或饱腹的内在感受,发展其自我控制饥饿或饱腹的能力。由于 1—2 岁幼儿常常会出现食量波动、饮食习惯多变等情况,因此,成人须敏锐感

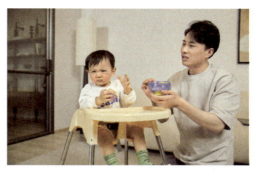

图 3-1-1　边吃边玩是不良的进食习惯

知幼儿发出的饥饿或饱足信号,尊重幼儿的进食意愿,不强迫喂食。另外还需注意的是,不建议让幼儿在进餐时观看电视、手机等电子产品,同时,每次进餐的时间应控制在 20 分钟左右,最长不宜超过 30 分钟,以帮助其养成专心进食和定时进餐的良好习惯。

此阶段幼儿的进餐能力具体表现为:13—15 月龄的幼儿基本能够用勺子吃饭,但有较多饭菜洒落;24 月龄的幼儿能用勺子自主进食,且较少有食物洒落。

小讨论

有的家长为了让孩子坐着好好吃饭,会给孩子玩玩具或者看电子产品。久而久之,孩子便养成了边玩边吃的坏习惯。面对这种情况,你有什么建议?

（2）培养幼儿良好的如厕习惯。在自主如厕能力方面,13 月龄的幼儿因其生理发育还不够完善,仍不能完全控制排便(排尿),因此,成人应以发展其如厕的意识为主要训练目标。例如,当幼儿吃完东西时,成人可以让他尝试坐在便盆上,并发出"嘘嘘"或"嗯嗯"的声音,帮助其形成如厕的意识。15 月龄的幼儿开始有想要如厕的感觉,但仍不能很好地控制自己,成人需要不时地询问他是否需要如厕。对于 18 月龄的幼儿而言,控制排泄的神经及器官功能已基本发育成熟,使他们能够表达更多的生理需求信号,但仍可能偶尔出现失误。此时,成人应当积极表扬幼儿成功如厕的经历,淡化其失败的经历。2 岁的幼儿已经懂得使用便盆如厕,并且会为此感到自豪。此时,成人可以在不远处观察幼儿的如厕情况,以便及时提供帮助。在自主表达如厕意愿方面,对于 18 月龄的幼儿,成人要逐步培养他用声音和动作来表达如厕需求的能力。对于 2 岁左右的幼儿,成人应积极鼓励他用语言主动表达如厕意愿。此外,成人还应为幼儿提供适宜的便盆,让幼儿养成在固定地方如厕的习惯。总之,锻炼幼儿的独立如厕能力,不仅能够使幼儿掌握一项重要的生活自理技能,而且可以提升幼儿的自尊心、自信心和独立性。

（3）重视生活自理能力的养成。在这一阶段,幼儿穿衣能力的发展水平为:13—15 月龄

的幼儿能够拉开衣服的拉链；16—18 月龄的幼儿可以自己脱鞋、袜子和帽子，可以自己戴帽子。成人不可过度包办，应顺应幼儿的发展规律，为幼儿提供充足的自我服务机会，以促进幼儿生活自理能力的发展。

二、1—2 岁幼儿生活与习惯保育活动的组织与实施

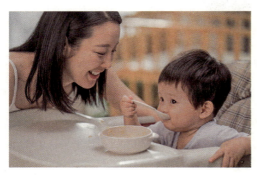

图 3-1-2　成人鼓励幼儿学习自己吃饭

在组织 1—2 岁幼儿生活与习惯方面的保育活动时，可以围绕以下几方面展开。

（1）鼓励幼儿自己拿勺吃饭，一口饭一口菜。

（2）鼓励幼儿自己喝水。

（3）鼓励幼儿及时表达大小便的需求，逐渐学会自己坐便盆。

（4）鼓励幼儿逐步学会自己洗手。

（5）引导幼儿学习穿脱鞋袜、戴帽子、拉拉链等。

（6）帮助幼儿学习收拾玩具。

 活动实例

叉面包（15—24 月龄）

活动目的：

（1）尝试用叉子叉面包颗粒，并蘸酱吃。

（2）尝试使用多样的进餐工具，品尝不同口味的食物。

活动准备：

将切片面包切成棱长约 1.5 厘米的正方体颗粒；小碗、叉子、装有调稀的番茄酱或果酱的碟子。

活动过程：

（1）成人带着幼儿去洗手。引导语："宝宝吃早餐前先要洗手哦！"

（2）成人为幼儿取适量的面包并舀到他的小碗里，准备就餐。成人可以将蘸酱的碟子放在幼儿的手边，方便幼儿操作。引导语："宝宝可以吃了！"成人可以观察幼儿在未接受帮助的情况下是如何吃的。

（3）成人提供叉子，鼓励幼儿用叉子叉着吃，并试着蘸酱吃。

活动分析：

让幼儿用叉子将面包叉起来吃，既能锻炼其手眼协调性及手指的精细动作，又能

提升幼儿的生活自理能力。此外,该活动能让幼儿探索不同工具的使用方法,激发幼儿自己动手尝试的兴趣。在幼儿稍大一些时,成人可以提供多种口味的食物,具体做法为:取用生活中常用的芝麻酱、花生酱、番茄酱、果酱等,将其加水煮沸并冲淡后,让幼儿感受多种味道,以增加味觉刺激。

模拟实训:以小组为单位组织活动,模拟引导幼儿用叉子吃面包。

知识链接

如何学习自己喝水

学习自己喝水,是幼儿必须掌握的一项基本的生活技能。幼儿从奶瓶改用杯子喝水需要一个适应过程。成人可以让幼儿先用带吸管的双耳杯喝水,再用带吸管的水杯喝水。当幼儿能熟练用吸管喝水时,就可逐渐让其改成用广口杯喝水。在刚开始用广口杯喝水时,幼儿可能会将水倒在衣服上,因此,成人可以在杯子里少放一点水。此外,成人要经常对幼儿说,喝白开水最容易解渴,对身体健康有利。

 活动实例

我会穿袜子(16—24月龄)[①]

活动目的:

（1）初步学习穿袜子。

（2）能在生活中自己穿袜子。

活动准备:

幼儿袜子。

活动过程:

（1）游戏"小脚动一动"。幼儿脱下袜子,成人引导游戏:"小脚小脚点点头,摇摇头,拍一拍,搓一搓,脚尖碰碰碰,脚跟碰碰碰。"

---

① 张星星.0—3岁婴幼儿托育课程设计(上册)[M].上海:复旦大学出版社,2022:251.

（2）认识袜子。通过讨论的方式，让幼儿知道左右脚的袜子是一样的，它们是一对，要一起穿。

（3）示范穿袜子。成人先把袜子放平，然后手拿袜筒，把袜子套在脚尖上，向上拉。注意示范的动作要缓慢，要能让幼儿看清楚。为了帮助幼儿记住穿袜子的方法，可以边念儿歌边示范。

儿歌示例：袜子袜子真漂亮，袜跟在这里，袜尖在那里，小脚用力往里钻，我的小脚真舒服。

（4）幼儿操作。幼儿尝试自己穿袜子，成人在旁观察，并适时指导。

活动分析：

完成穿袜子这个动作的前提是，幼儿需要具备前三指抓握的能力。因此，成人在引导幼儿学习穿袜子时，要循循善诱。在活动的前期，成人可以给予幼儿一定的帮助，逐步锻炼幼儿的抓握能力，从而帮助其完成穿袜子的动作。同时，幼儿在学习穿袜时，需要区分正反、上下等方位，成人可提供具体的指导。

模拟实训：以小组为单位组织活动，设计引导语，模拟教幼儿学穿袜子。

 活动实例

学习坐便盆（12—24 月龄）

活动目的：

（1）能够自己坐便盆。

（2）能够照顾自己，培养独立性。

活动准备：

幼儿便盆、娃娃。

活动过程：

（1）认识便盆。成人告诉幼儿，想要上厕所的时候，可以坐在便盆上。

（2）激发兴趣。成人拿出娃娃，引导语："娃娃长大啦，要坐便盆拉便便。"成人让娃娃坐在便盆上，发出"嘘嘘"或"嗯嗯"的声音，然后抱起娃娃并表扬它："娃娃真棒！小便（大便）坐便盆。"通过用娃娃示范坐便盆的方式，可以帮助幼儿直观理解坐便盆的方法，激发幼儿坐便盆的兴趣。

（3）试坐便盆。成人引导幼儿尝试自己坐便盆，并教幼儿穿脱裤子的方法。

（4）引导便盆排便。在日常生活中,成人如果发现幼儿有排便信号,可提醒他坐便盆排便。在排便前,成人可询问幼儿"你有没有小便（大便）",在排便时可询问"小便（大便）好了吗",从而锻炼幼儿自主表达大小便的能力。

活动分析:

此活动的目的不是训练幼儿大小便,而是让幼儿学习在便盆上大小便,以及用语言表达大小便的需求。如果幼儿不愿意使用便盆如厕,不可强迫。

模拟实训:以小组为单位组织活动,模拟引导幼儿学习用便盆如厕。

三、1—2 岁幼儿生活与习惯保育活动的观察要点

在组织与实施 1—2 岁幼儿生活与习惯保育活动时,需要根据表 3 - 1 - 1 所列要点对幼儿实施观察。

表 3 - 1 - 1　1—2 岁幼儿生活与习惯发展观察要点[①]

月龄	观察要点
12—18 月龄	· 体格生长速度较前期减慢 · 胸围大小开始超过头围 · 能自己握勺吃饭,但会有食物洒落 · 能较好地咀嚼饭菜、馒头等湿软的固体食物 · 会用毛巾或纸巾擦嘴、擦手等 · 能服从成人的"不可以""危险"等简单的安全提示
18—24 月龄	· 能比较熟练地用小勺进食 · 会坐便盆如厕 · 愿意在协助下模仿成人刷牙、漱口 · 会脱鞋和袜子 · 能将自己喜欢的物品摆放在固定位置 · 能在养育人的提醒下遵守一些简单的安全规则,如"不能碰插座""看到汽车要躲避"等

① 上海市教师教育学院(上海市教育委员会教学研究室).上海市 0—3 岁婴幼儿发展要点与支持策略(试行稿)［M］.上海:上海教育出版社,2024:29—33.

思考与练习

一、判断题

(1) 影响幼儿身长(高)的主要因素是幼儿长期的营养状况、遗传和环境等。 (   )

(2) 为了能让幼儿吃完饭,保证全面充足的营养,成人可以让他边吃边看电视、手机等电子产品,但每次进餐时间应控制在 20 分钟左右,最长不宜超过 30 分钟。 (   )

(3) 1 岁幼儿的胸围如果仍小于头围,则说明其生长发育不良,要及时查找原因。 (   )

(4) 成人要培养 18 月龄的幼儿用语言主动表达大小便需求的能力。 (   )

(5) 为了培养幼儿的生活自理能力,成人要给幼儿提供充足的自我服务机会,不可过度包办。但是,由于 1—2 岁幼儿的动作技能发育尚不完善,因此收拾玩具还要依靠成人完成。 (   )

(6) 在为 1—2 岁幼儿烹饪食物时,应选择高营养价值的食材,少盐、多糖、少刺激,最好采用煎、炸、炒、炖、煨等方式。 (   )

二、选择题

(1) 在下列关于乳牙发育的描述中,(   )是正确的。

　　A. 乳牙一般在幼儿 1 岁左右开始萌出

　　B. 乳牙共有 24 颗,上、下颌各 12 颗

　　C. 乳牙一般在幼儿 2 岁半左右全部萌出

　　D. 乳牙萌出的顺序是先从下颌第一磨牙开始

(2) 2 岁时,幼儿的体重大约为出生时的(   )倍。

　　A. 2　　　　　　　　B. 3　　　　　　　　C. 4　　　　　　　　D. 5

(3) 在下列关于 1—2 岁幼儿使用勺子自主进餐的描述中,(   )是正确的。

　　A. 13—15 月龄的幼儿已经能够熟练使用勺子吃饭,且很少有食物洒落

　　B. 24 月龄的幼儿通常还不能独立使用勺子吃饭

　　C. 13—15 月龄的幼儿在使用勺子吃饭时,可能会有较多食物洒落

　　D. 24 月龄的幼儿在使用勺子吃饭时,能够完全避免食物洒落

(4) 在下列关于 1—2 岁幼儿生活与习惯保育的说法中,正确的是(   )。

　　A. 鼓励幼儿及时表达大小便的需求,逐渐学会自己坐便盆

　　B. 协助和引导幼儿自己洗手、穿脱衣服等

　　C. 引导和帮助幼儿学习自己收拾玩具

　　D. 以上都对

三、简答题

(1) 简述 1—2 岁幼儿生理发展的特点。

(2) 简述 1—2 岁幼儿生活与习惯保育要点。

四、综合实践题

(1) 模拟组织活动:在本学习活动中任选 1—2 个活动实例,按照其中的模拟实训要求,尝试组织与实施保育活动。

(2) 设计保育活动:根据 1—2 岁幼儿生活与习惯保育要点,尝试设计保育活动。

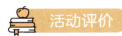 活动评价

学习活动评价表

评价维度	评价项目	分值(分)	评分(分)
知识	思考与练习(判断题、选择题、简答题)	20	
能力	思考与练习(综合实践题第一题)	20	
	思考与练习(综合实践题第二题)	20	
素养	职业精神、自我管理、团队协作、沟通表达	40	
总　分		100	
总结与反思			

1—2岁幼儿感知与动作活动的设计与组织

案例导入

13月龄的浩浩已经开始学习走路了。他走路还不太稳当,步子显得很僵硬,头向前倾,且常用脚尖着地。他走起路来就像醉汉一样,总是跌跌撞撞的,还常常摔跤。然而,在玩耍方面,浩浩特别喜欢搭积木,已经能够垒高3块积木了。

想一想:基于浩浩动作技能的发展情况,保育人员该如何开展保育活动?

1—2岁的幼儿已经逐渐能够自如行走,因此,他们运用感官自发探索环境的范围逐渐扩大。为此,成人除了要满足幼儿生长发育的各项需求外,还要为他们的探索活动创造条件。

一、1—2岁幼儿感知与动作保育知识

(一)1—2岁幼儿动作发展特点

1. 粗大动作

1—2岁的幼儿开始从简单的移动运动技能(躺、坐、爬、立等)向更为复杂的基本运动技能(走、跑、跳、滚、踢、扔、接、抓等)过渡。在此阶段,幼儿的主要表现为逐渐学会稳步行走、两步一阶爬楼梯等,具备了基本的大肌肉活动能力。具体的发展情况如下所述。

发展警示 ⚠️

13—18月龄:不会爬,不会独站、独走。
19—24月龄:不会扶栏杆上楼或台阶;不会跑。

(1)13—18月龄时,幼儿能独自站立、行走、蹲下再起来,会抬一只脚做踢的动作。

(2)19—24月龄时,幼儿能向后退着走,能扶栏杆上下楼梯,能边追边跑。此外,他们在做扔、踢等动作时,能保持身体平衡。

小讨论 💬

婴幼儿每天都需要进行适量的运动,请查阅国家有关政策文件,说说各年龄段婴幼儿每日的建议运动时长。

2. 精细动作

1—2 岁的幼儿可以准确抓握,并且能够使用简单的工具,如用勺子吃饭、用笔画画等。1—2 岁幼儿精细动作的发展情况如下所述。

（1）12 月龄时,能够灵巧地使用大拇指和食指抓起细小物件(钳状抓握),也能精确地释放物体。

（2）15 月龄时,能叠 2—3 块积木,能用整个手掌握笔并在纸上乱涂。

（3）18 月龄时,能叠 4—5 块积木,能几页几页地翻书。

（4）24 月龄时,能叠 5—7 块积木,能一页一页地翻书,能正确握笔并模仿画垂直线条。

> **发展警示** ⚠
>
> 13 月龄:不会将物体放入孔中。
> 24 月龄:不会用勺子吃饭。

（二）1—2 岁幼儿感知与动作保育要点

13—18 月龄时,幼儿的动作协调性、力量明显增强,他们乐于挑战新动作。19—24 月龄时,幼儿可以自如地进行动作之间的切换,手部动作更加灵活,手眼协调能力逐渐提高。此阶段幼儿感知与动作发展的保育要点可参照表 3-2-1。

表 3-2-1 1—2 岁幼儿感知与动作发展的保育要点

月龄	保育要点
13—15 月龄	重点训练独立行走的能力;通过走步练习、玩球、器械操等形式提高肢体协调性;锻炼左右手配合使用的能力,提高手眼协调性
16—18 月龄	上下肢肌肉力量练习;整体平衡能力练习;三指(大拇指、食指、中指)抓握练习
19—21 月龄	身体平衡与控制能力训练,如"蹲—爬""走—跑"等;手眼协调性训练
22—24 月龄	通过综合各种动作,提高身体的灵敏性与协调性;提供独立操作的环境与材料,发展手、眼、脑协调配合的能力

小讨论 💬

这个阶段的幼儿会尝试许多新的动作(如站起、走路等),但因其身体的控制机能尚不健全,易发生磕破、撞伤等情况。那么,在面对这样的情况时,保育人员该如何应对?

二、1—2 岁幼儿感知与动作保育活动的组织与实施

在组织 1—2 岁幼儿感知与动作方面的保育活动时，可以围绕以下几方面展开。

（1）成人可以在安全的范围内，引导幼儿独自行走、扶栏杆上下楼梯、拉玩具走，以及进行抛掷、踢球等活动，以提高幼儿的身体控制能力。

 活动实例

赶走大灰狼（19—24 月龄）

活动目的：
　　（1）通过投球练习，锻炼上肢的协调性和力量。
　　（2）通过踢球练习，锻炼下肢的协调性和力量。

活动准备：
　　安全的场地（铺设柔软的地垫）、箩筐（大小不一）、矿泉水瓶若干、大灰狼道具衣服、各种类型的球（大小、材质不一）。

活动过程：
　　（1）认识各种各样的球。成人引导幼儿认识不同的球。
　　引导语：_____
　　（2）我来投球。成人示范投球的动作，鼓励幼儿尝试将球投进箩筐。
　　引导语：_____
　　（3）我来踢球。成人示范踢球的动作，鼓励幼儿踢球，使球撞倒矿泉水瓶。
　　引导语：_____
　　（4）赶走大灰狼。成人装扮成大灰狼，引导幼儿向大灰狼投、踢或滚球（这里要用软球），将大灰狼赶走。

活动分析：
　　根据幼儿的发展情况设置箩筐和矿泉水瓶的距离，使幼儿稍加努力即可投中或踢中目标物，这样可以激发幼儿的活动兴趣，提升自信心。待幼儿熟练后，可逐渐增加起点与目标物的距离。此外，箩筐的大小也可根据幼儿的年龄调整，即先让幼儿投大筐，待熟练后再投小筐。除了投球之外，还可以利用纸飞机锻炼幼儿的投掷能力。

> **模拟实训：**以小组为单位组织活动，设计引导语，模拟引导幼儿练习投球、踢球。

（2）成人应经常带领幼儿去公园玩滑梯、秋千等运动设施，并与幼儿一起玩"下蹲—站起"、攀爬以及推滚、追逐大球等游戏，以增强他们的体能。

📝 活动实例

给小熊吃饼干（13—18 月龄）

活动目的：

　　训练行走、爬行、坐立等各种基本动作。

活动准备：

　　几块积木（当作饼干）、一只小熊玩具、一块地毯、椅子、桌子；需要在有墙面的地方进行。

活动过程：

　　（1）成人协助幼儿扶着墙面一步一步向前走，引导语："宝宝，一步一步向前走。"

　　（2）成人在转弯处并排放置两把椅子，以挡住幼儿前行的通道，并在外面用护栏围住，确保环境安全。成人在一张桌子上放置积木（当作饼干），让幼儿爬上去拿"饼干"，引导语："宝宝来，我们拿一块饼干。"待幼儿拿好后，让他从桌子上下来，爬到地毯上，然后手膝着地（右手向前，左手跟进），一步一步往前爬。成人在毯子上放置一只小熊玩具，当幼儿爬到小熊前面时，让幼儿拿"饼干"给小熊吃，引导语："小熊，我给你吃饼干。"

活动分析：

　　成人要充分利用室内外安全和开放的活动场地开展本活动，为 1 岁后的幼儿练习攀爬和独立行走创造机会，从而提高身体素质。当然，成人也可以在本活动的基础上逐渐增加难度，如让幼儿不扶墙面行走，或在地毯子上放上小被子等障碍物，以提高幼儿的爬行能力和行走能力。需要注意的是，活动要在成人的看护下进行。

　　模拟实训：以小组为单位组织活动，模拟引导幼儿练习爬行、站立、行走等动作。

　　（3）成人可以提供拼板、蜡笔、图书、积木、瓶子等材料，鼓励幼儿自己尝试拼图、涂鸦、翻书、积木垒高等游戏；还可以让幼儿玩需要双手配合的活动，如撕纸条、串木珠、拧瓶盖等。

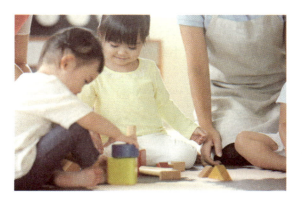

图 3-2-1　保育人员正在指导幼儿搭积木

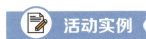 **活动实例**

撕面条（13—24 月龄）

活动目的：

（1）训练手眼协调能力。

（2）获得快乐的体验。

活动准备：

餐巾纸、容易撕的彩纸、塑料碗。

活动过程：

撕面条

（1）成人出示彩纸，引导语："这是彩纸，可以撕，撕撕撕，撕成小面条！"

（2）成人边念儿歌，边和幼儿一起撕纸条，并帮助幼儿把小纸条放到碗里，以免扔得满地都是。

儿歌示例：小宝宝，撕彩纸，撕撕撕，撕成小面条。

（3）当幼儿撕到一定数量时，成人表扬幼儿会帮家人干活了。

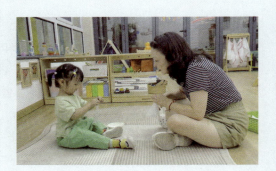

图 3-2-2 撕面条

活动分析：

1 岁后的幼儿常展现出对撕纸的浓厚兴趣，且乐此不疲，这是幼儿发育的一个里程碑，显示出其精细动作有了巨大的飞跃。幼儿通过自己的努力，不仅改变了纸张的形状，而且还能听到撕纸的声音，这一过程极大地满足了他的好奇心。成人不要制止幼儿撕纸，而是要引导他以正确的方式尝试撕纸。成人可以给幼儿提供一些干净的纸张，并告诉幼儿哪些纸可以撕，而哪些则不可以撕，使幼儿养成良好的习惯。对于大一点的幼儿，成人还可以在纸上画好图案，让幼儿沿着图案的边沿撕下各种可爱的造型。

模拟实训：以小组为单位组织活动，模拟引导幼儿尝试撕纸。

三、1—2 岁幼儿感知与动作保育活动的观察要点

在组织与实施 1—2 岁幼儿感知与动作保育活动时，需要根据表 3-2-2 所列要点对幼儿实施观察。

表 3 - 2 - 2　1—2 岁幼儿感知与动作发展观察要点①

月龄		观 察 要 点
12—18 月龄	粗大动作	• 能手脚并用倒退着爬下楼梯 • 能钻爬低于身高的桌子 • 能独自弯腰或蹲下捡物,站起后不会摔倒 • 能扶栏爬几级楼梯 • 能自如地走走停停 • 能推着大球,快步向前走 • 能踮起脚尖够拿物品
	精细动作	• 能将小物件插进松软的沙土里 • 能把硬币塞进储钱罐里 • 能双手配合把两个纸杯或大小不同的物体套在一起 • 能叠起三或四块比较平整的小木块或小石块 • 开始使用勺子、小扫把等简单工具
18—24 月龄	粗大动作	• 能蹲着玩或蹲着向前移步 • 自己扶栏杆,双脚并步下楼梯 • 能边追边跑 • 能双手抱球往前扔 • 做扔、踢等动作时能保持身体平衡 • 能推拉有轮的玩具,且较好地控制速度 • 能自己跨坐童车,并用脚蹬地向前行
	精细动作	• 能将绳子穿过大木珠或有洞的纸筒 • 能用拇指和食指配合剥橘子皮等 • 能堆叠 5—7 块小木块 • 会用旋、拧等方式拧瓶盖或玩玩具 • 能模仿成人折叠纸或毛巾

---

① 上海市教师教育学院(上海市教育委员会教学研究室). 上海市 0—3 岁婴幼儿发展要点与支持策略(试行稿)[M]. 上海:上海教育出版社,2024:29—33.

思考与练习

一、判断题

(1) 成人应经常带幼儿去公园玩滑梯、秋千等运动设施,并与幼儿一起玩攀爬、追逐大球等游戏,以增强他们的体能,保证幼儿的健康成长。   (   )

(2) 1 岁半的幼儿通常需要成人搀扶才能行走。   (   )

(3) 对于 1.5—2 岁的幼儿,成人应该多与他们一起玩抛掷、踢跳等游戏,以发展其动作的协调性和灵活性。   (   )

(4) 2 岁的幼儿已经能够熟练地用笔画画。   (   )

(5) 1 岁的幼儿已经可以尝试自己用小勺进食。   (   )

二、选择题

(1) 24 月龄左右,幼儿能将(   )块积木垒高。

　　A. 3—4　　　　　　　B. 5—7　　　　　　　C. 7—8　　　　　　　D. 9—10

(2) 幼儿通常在(   )能够扶栏杆上下楼梯。

　　A. 9 月龄左右　　　　　　　　　　　　B. 12 月龄左右

　　C. 15 月龄左右　　　　　　　　　　　　D. 18 月龄左右

(3) 为了促进 1—2 岁幼儿粗大动作的发展,成人可以(   )。

　　A. 允许幼儿长时间观看电视或玩平板电脑

　　B. 鼓励幼儿多进行户外活动和自由探索

　　C. 将幼儿限制在婴儿车内,以免其受伤

　　D. 让幼儿长时间玩需要精细操作的玩具

(4) 1 岁的幼儿能够(   )。

　　A. 独立从站立姿势转换到下蹲姿势,并再次站起来

　　B. 能够完成复杂的体操动作

　　C. 能够连续不断地跑动而不需要休息

　　D. 能够独立上下楼梯,不需要依靠扶手

(5) 18 月龄的幼儿可以(   ),以促进其协调能力的发展。

　　A. 骑自行车　　　　　　　　　　　　B. 参加有组织的足球训练班

　　C. 玩简单的攀爬架或滑梯　　　　　　D. 跑步

三、简答题

(1) 简述 1—2 岁幼儿粗大动作和精细动作发展的特点。

(2) 简述 1—2 岁幼儿感知与动作保育要点。

四、综合实践题

(1) 请运用本学习活动所学知识对以下幼儿的发展情况进行简单评价,并给出保育活动建议。

　　　洋宝已经 15 月龄了,可还是需要成人抱着他上下楼梯。他能将两块积木垒高,能说出单个字,会自己脱裤子,但还不会翻书。

(2) 模拟组织活动:在本学习活动中任选 1—2 个活动实例,按照其中的模拟实训要求,尝试组织与实施保育活动。

(3) 设计保育活动:根据 1—2 岁幼儿感知与动作保育要点,尝试设计保育活动。

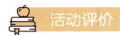 活动评价

学习活动评价表

评价维度	评价项目	分值(分)	评分(分)
知识	思考与练习(判断题、选择题、简答题)	20	
能力	思考与练习(综合实践题第一题、第三题)	20	
	思考与练习(综合实践题第二题)	20	
素养	职业精神、自我管理、团队协作、沟通表达	40	
总　分		100	

总结与反思	

　　浩浩已经 16 月龄了，他在近段时间特别喜欢对着镜子手舞足蹈，也会尝试做出夸张的表情。在这一现象持续一段时间后，浩浩开始对撕纸巾产生了兴趣。一天，浩浩把纸巾撕得很碎，纸巾的碎片居然被慢慢地吸附到了镜子上。浩浩看到后兴奋不已，又撕了很多张纸巾，并用手把地上的纸巾碎片聚拢起来，扔到镜子上，但是这次却没有成功。妈妈看到后拿来一块湿毛巾，擦拭了镜子，让浩浩再次尝试，这下有好多纸巾碎片都贴到了镜子上。爸爸见状，用纸巾折了一艘小船，将它贴在了湿的镜子上，只见小船慢慢地顺着镜面向下"行驶"，浩浩看到后激动地拍起了手。

　　想一想：浩浩的行为体现了哪些方面的发展特点？爸爸妈妈的行为是否正确？

　　1—2 岁幼儿的认知发展进入了一个新阶段——心理表象阶段。他们对"客体永久性"的认识进一步发展，且能以顿悟的方法解决问题，出现想象的萌芽和假装游戏。该阶段保育活动的设计重点在于使幼儿的认知能力得到充分发展，而不仅仅停留在本能的层次上。

一、1—2岁幼儿认知与探索保育知识

（一）1—2岁幼儿感知觉发展特点

1. 感觉

　　（1）视觉。在视觉集中方面，13 月龄时，幼儿的视觉焦点能跟随物体远近的变化而发生变化，即幼儿不会受到距离变化的影响，而能够始终聚焦于眼前的物体；24 月龄时，幼儿的视觉集中能力进一步提升，他们能够更加精确地观察和探索周围环境中的物体，表现出对细节的更高关注。在视敏度方面，13—18 月龄时，幼儿的视力水平在 0.2—0.25；24 月龄时，幼儿的视力可达 0.4—0.5。在颜色视觉方面，13—18 月龄的幼儿能将颜色和颜色名称进行匹配，并能说出颜色名称；19—24 月龄时，幼儿不仅能够将颜色及其对应的名称进行匹配，还能更准确地识别出不同的颜色。在视觉偏好方面，13—18 月龄的幼儿会对家庭成员的照片及印刷出来的图片表现出偏爱；19—24 月龄时，幼儿除了对人物照片保持兴趣外，还开始对形状

和图案产生兴趣,并能够识别和指认出一些简单的几何图形。

(2)听觉。1—2岁幼儿的听觉已接近成人水平,言语理解能力和表达能力进一步发展。幼儿能够听懂并完成他人发出的各项简单指令;喜欢与他人交流,会模仿他人说话的语调和语气。此外,幼儿开始表现出对乐曲的偏好。

(3)味觉与嗅觉。随着月龄的增长,幼儿能够辨别出更多的气味,同时表现出对气味的喜好。19—24月龄时,幼儿的嗅觉记忆能力逐渐增强,主要表现在记忆养育人的气味上。在味觉上,幼儿开始产生味觉偏好,会对不同的味道表现出喜爱或抗拒的情绪。

2. 知觉

随着年龄的增长,幼儿的空间知觉能力得到快速发展。除此之外,这一阶段知觉的发展还体现在时间知觉上。

(1)空间知觉。在形状知觉方面,13—18月龄的幼儿能够清晰地感知物体的形状轮廓,但很难说出形状名称。19—24月龄的幼儿能够识别基本图形,如方形、三角形、圆形,并能根据物体的形状对物体进行分类。在大小知觉方面,16月龄的幼儿开始能够分辨较为明显的大小差异。19—24月龄的幼儿能够按照大小对物品进行套放和排列。在方位知觉方面,16—18月龄的幼儿能够感知物体放置的大概方位,但无法判断上下、左右方位,也不能用语言描述方位。19—24月龄的幼儿需要借助具体实物来理解方位,并只能使用"这""那"等词指代物体方位。在深度知觉方面,19—24月龄的幼儿对远近距离有视觉上的感知,但对某一物体与自己之间的距离的判断仍缺乏准确性。

(2)时间知觉。19—24月龄的幼儿主要依靠生理上的变化体验来形成对时间的模糊概念。

(二) 1—2岁幼儿注意发展特点

1—2岁幼儿的注意仍以无意注意为主,他们对一项活动保持注意的时间还很短暂,容易不自觉地将注意从一项事物转移到另一项事物。2岁时,幼儿能专注、主动地听故事,这标志着幼儿的有意注意开始萌芽,逐渐能按照成人的要求完成一些简单的任务。随着独立行走和活动能力的增强,幼儿的注意范围逐步扩大,开始能注意周围成人的言行,同时对图书、图片、儿歌、故事等产生兴趣。在1.5—2岁时,幼儿开始进入关注细小事物的敏感期,这一敏感期会一直持续到4岁。在这一阶段,他们经常会对一些微小的物体,如蚂蚁、小石子、线头、小纸屑等,表现出特别的关注。

(三) 1—2岁幼儿记忆发展特点

1岁以后,随着活动范围的扩大,认识事物的增多,幼儿储存物体形象的记忆时间进一步增加,表现为能够记住越来越多的东西,且出现了重现的能力,即幼儿用模仿的方式把自己看到的事物表现出来,既有即刻模仿,又有延迟模仿。但需注意的是,该阶段记忆的无意性很大,幼儿主要凭借兴趣认识并记住自己喜欢的事物。

（四）1—2 岁幼儿思维发展特点

随着语言的发展,到 2 岁左右,幼儿开始出现语词概括能力,即借助语词概括物体的一些具有稳定性的一般特征,这标志着幼儿思维的发生。直觉行动思维是幼儿思维发生初期的主要特点。所谓直觉行动思维,指思维是伴随着行动或动作来进行的,是与自身的动作及对事物的直接感知紧密联系着的,也就是边做动作边产生思维。例如,幼儿在绘画时,不是先想好再画,而是边画边想,边想边画。

（五）1—2 岁幼儿认知与探索保育要点

13—18 月龄的幼儿对细节的辨认能力有所提升,但其感知觉的整体发展增速则逐渐放缓,同时开始形成个性化的感觉偏好。19—24 月龄的幼儿具有较强的区分能力,能够将感官运动与思维建立表征关系。1—2 岁幼儿认知与探索的保育要点可参见表 3-3-1。

表 3-3-1 1—2 岁幼儿认知与探索发展的保育要点

月龄	保育要点
13—15 月龄	感知形状和颜色;感知声音,建立声音与物体之间的联系;进行匹配活动
16—18 月龄	比较单一维度上的明显差异;提供多种感官刺激;发展方位知觉
19—21 月龄	提供丰富的玩具和材料,帮助幼儿认识形状、颜色、功能等特征;引导幼儿利用感知觉对周围环境进行感知和探索
22—24 月龄	多接触生活中的真实事物;尝试分类;通过多种感官探索周围环境

二、1—2 岁幼儿认知与探索保育活动的组织与实施

在此阶段,成人应当利用一切机会让幼儿感知事物,促进幼儿多感官通道的发展,具体可以从如下方面开展保育活动。

（1）让幼儿多接触自然界的事物,使其在亲身体验自然事物的过程中,激发自身的感受与认知,如可以玩沙、玩水和玩泥等。

（2）引导幼儿进行角色游戏,如给娃娃喂饭、拍着娃娃睡觉、给娃娃洗澡等;还可以为幼儿提供玩具电话机、小餐具、

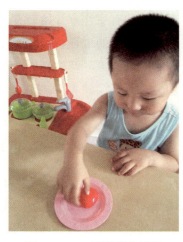

图 3-3-1 引导幼儿进行角色游戏

衣帽等物品,支持他们的装扮行为。

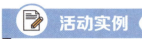
活动实例

亲亲水(19—24 月龄)

活动目的:

(1) 初步感受水的特性。

(2) 体验玩水的乐趣。

活动准备:

网兜、玩具鱼虾、玩水玩具、矿泉水瓶(瓶盖上有洞)、娃娃、水杯、小碗、积木、小石子、篮子、装有水的大水盆。

活动过程:

(1) 亲亲水。成人带领幼儿用玩水工具自由玩水,引导幼儿感受水的特性(冰冰的、凉凉的)。

(2) 给玩具洗澡。成人鼓励幼儿用矿泉水瓶中的水帮娃娃洗澡。此外,成人还可以将不同材质的物品(如积木、小石子等)放入水中,指导幼儿用手将浮在水面(或沉在底下)的物品取出来,让幼儿感知水的特性。

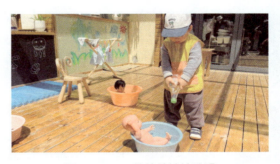
图 3-3-2 幼儿给娃娃洗澡

(3) 捞小鱼。成人在装水的盆里放入玩具鱼虾,鼓励幼儿用网兜把玩具鱼虾捞到篮子里,以此发展幼儿的目标追踪、手眼协调等能力,锻炼手臂小肌肉。

活动分析:

为了激发幼儿参与玩水活动的兴趣,成人可以将活动延伸到让幼儿给蔬菜、花草树木浇水等。

成人应鼓励幼儿尝试用不同的容器(如水杯、小碗、矿泉水瓶等)玩水,这既能促进幼儿手眼协调能力的发展,又有利于增强幼儿对水量变化的感知能力。

> **模拟实训:**以小组为单位组织活动,模拟引导幼儿感知水。

(3) 让幼儿通过听觉、触觉、嗅觉猜测物体,刺激感觉器官,丰富感知体验。

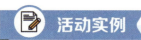　**活动实例**

小口袋（13—24 月龄）

活动目的：

（1）在碰碰摸摸中发展触觉，并获得对物体的基本感觉。

（2）提高手部动作的灵活性。

活动准备：

带有拉链的小布袋 1 个，里面装有 1 个小球、2 块积木、1 支笔。

小口袋

活动过程：

（1）成人先将小球、积木、笔放进小布袋中，然后将幼儿抱在身上，对幼儿说："宝宝，这是什么呀？这是一个小袋子，里面还有好玩的东西呢！让我们来摸摸看，里面到底是什么，你把它们拿出来吧！"

（2）成人（握住幼儿的手）拉开小布袋的拉链，对幼儿说："看，里面有那么多的玩具，我们把它们拿出来。"（握住幼儿的手，引导他从布袋中拿出物品）成人边拿边说："这是什么呀？原来是一个小球，小球摸起来软软的。"成人用同样的方法引导幼儿依次拿出其他物品。

（3）成人引导幼儿将物品再次放进布袋中，引导语："我们把这些东西再放进小布袋中。宝宝，把软软的小球放进去。"

（4）成人发出指令，随机让幼儿拿出一样东西，如"宝宝，把笔拿出来吧"，然后让幼儿闭上眼睛，从小布袋里拿出笔。

活动分析：

此活动训练的是幼儿的触觉，要求幼儿在一个袋子里找出相应的物品。待幼儿熟练之后，可以在本活动的基础上增加难度，加入生活中的其他常用物品，从而增强幼儿指尖的触觉感知能力，以及语言理解能力。

> **模拟实训：**以小组为单位，模拟组织保育活动。

（4）经常向幼儿描述他正在看、听、做的事。例如：在吃饭时，告诉幼儿正在吃的东西，以及饭菜的滋味和口感；洗澡时，可以用简单易懂的语言描述洗澡用品及擦洗的过程和感觉；穿衣时，可以告诉幼儿衣物的名称、颜色、花纹以及身体的部位等。

（5）利用日常用品或玩具，与幼儿一起玩配对游戏，比如使用大小形状各异且带有盖子的瓶子、成对的物品（如鞋子、袜子等）以及拼板等。

📝 **活动实例**

玩拼板（13—24 月龄）

玩拼板

活动目的：

（1）学习认识基本图形，能够辨认圆形、方形、三角形。

（2）培养幼儿的视知觉能力。

活动材料：

包含圆形、方形、三角形的镶嵌拼板。

活动过程：

（1）成人向幼儿出示一块大的镶嵌拼板，示范玩法。

（2）圆形的匹配。成人引导幼儿把圆形放入拼板的镂空位置。如果幼儿做对了，就给予表扬；如果幼儿有困难，可以提供一些帮助，如示范、手把手教、语言指导等，然后再让幼儿尝试一次。

（3）其他图形的匹配。之后，成人可以让幼儿辨认方形和三角形。

活动分析：

（1）在刚开始进行活动时，成人可以把不需要完成的图形先拼好，以减少游戏的难度。随着幼儿能力的提升，可逐步增加图形的个数。

（2）本活动的目的是辨认图形，不是说出图形名称。因此，在活动的过程中，成人要有语言输出，如"宝宝，这是圆形"，但不要强迫幼儿输出词语。

（3）遵循认知规律：①圆形→方形→三角形；②从一个图形到多个图形；③从正放的图形到倒置的图形。

> **模拟实训**：以小组为单位组织活动，模拟和幼儿玩拼板。

（6）提供各种画笔（也可使用自然材料，如蔬菜根）或安全颜料，鼓励幼儿在纸上或地上涂涂画画，通过动作留下痕迹，以激起视觉的快乐感受。

（7）播放简短而有韵律的音乐、童谣等，自制简单的小乐器（如在瓶中装入少量石子），与幼儿一起哼唱、摇摆，给予幼儿听音乐、感受节奏、模仿动作的机会。

（8）提供积木、盒子、瓶子等材料，鼓励幼儿玩垒高游戏。如果幼儿喜欢反复推倒再垒高，成人不应制止，而应予以理解和满足。

三、1—2 岁幼儿认知与探索保育活动的观察要点

在组织与实施 1—2 岁幼儿认知与探索保育活动时，需要根据表 3-3-2 所列要点对幼

儿实施观察。

表3-3-2 1—2岁幼儿认知与探索发展观察要点①

月龄	观 察 要 点
12—18月龄	• 会追视快速运动的物体,如当手电筒光在较暗的房间墙壁上来回移动时,眼睛能追视墙上的光圈 • 能听指令找到相应的物品,如在一堆物品中拿出指定的3件物品 • 能区分物体明显的大小关系 • 能找到自己藏起来的物品 • 能辨别自己的物品,如能在一堆鞋子中找出自己的鞋子 • 能根据指令指出自己3个以上的身体部位 • 会根据物品的出现或消失,用动作或语言表示"有"或"没有" • 能在摆弄操作的过程中发现简便的方法,如发现直接从容器中把豆子倒出来,比一点点取出来更方便 • 通过反复操作,探究事物简单的因果关系,如:边撳开关边看着灯亮、反复摆弄遥控器等 • 能进行图形对应活动,如把简单的几何图形放入相应的嵌板中 • 能根据常见物体的用途来操作使用,如拿起扫帚试着扫垃圾、拿着钥匙尝试往锁眼里塞等 • 能随着音乐摇摆、拍手、哼唱音调 • 能分辨略有差异的旋律,如将一首幼儿熟悉的歌曲稍作改变后,幼儿会表现出好奇 • 喜欢在各种物体表面制造痕迹,如用双手沾上颜料在纸上、地上、墙上涂抹 • 能辨认家庭成员的物品并联想到某人,如会指着爸爸的拖鞋说"爸爸",会指着妈妈的包说"妈妈"
18—24月龄	• 能主动指认或说出生活中常见的物品,如拿起手机说"手机"、指着水杯说"杯子" • 能指认2—3种颜色

① 上海市教师教育学院(上海市教育委员会教学研究室).上海市0—3岁婴幼儿发展要点与支持策略(试行稿)[M].上海:上海教育出版社,2024:29—33.

（续表）

月龄	观 察 要 点
18—24 月龄	• 能将实物与图片进行对应,如:将袜子放在袜子的图片上,将梳子放在梳子的图片上 • 对生活中熟悉物品摆放的秩序和使用规则十分敏感,如家里的某些东西总是放在固定的地方,一旦换了地方就会要求放回去 • 初步认识部分与整体的关系,会玩 2—4 块简单的几何拼图 • 知道常见物品之间的关系,如会把牙刷放在杯子里 • 开始感知数量,会跟着成人唱数 1—5 • 对新环境敏感,在陌生的环境中会东张西望,问一些关于"是什么""干什么"的简单问题 • 喜欢将各种物品放到水里探索,如把塑料玩具、海绵、小球等物品放到水里观察 • 能借助工具达到目的,如:用长棒去够拿滚到床底的小球,双脚站在矮凳上够拿高处的物品 • 会根据后果调整行为,如钻爬桌子的时候头被碰疼过,再次钻爬时会表现得更小心 • 开始出现简单的音乐表现,会跟着音乐哼唱简短的旋律,伴随音乐敲击或摇晃能发出声音的物品 • 出现初步的艺术创作,如:在养育人的引导下,会手指点画,会经常用笔、小棒在纸上或地上点点戳戳、涂涂画画 • 出现初步的装扮动作,如给娃娃喂饭、假装打针 • 有简单的建构行为,能将 5—7 块积木或类似物品进行排列或垒高

思考与练习

一、判断题

（1）1—2 岁幼儿的听觉能力已经接近成人水平。　　　　　　　　　（　　）

（2）19—24 月龄的幼儿对家庭成员的照片不会表现出偏爱。　　　　（　　）

（3）1—2 岁幼儿的味觉和嗅觉偏好,不会随着月龄的增长而发展。　（　　）

（4）16—18 月龄的幼儿能够准确使用语言描述物体的方位。　　　　（　　）

（5）在时间知觉方面,1.5—2 岁的幼儿主要通过生理上的变化体验来形成对时间的概念。

　　　　　　　　　　　　　　　　　　　　　　　　　　　　　　（　　）

二、选择题

(1) 为了帮助 1—2 岁幼儿发展认知能力,保育人员及家长可以和幼儿一起玩(　　)游戏。

　　A. 生活用品认真看　B. 五官指一指　　　C. 鞋袜配对　　　　D. 以上都是

(2)(　　)月龄的幼儿可以跟着成人唱数 1—5。

　　A. 10—13　　　　　B. 13—18　　　　　C. 18—24　　　　　D. 24—36

(3) 1—2 岁幼儿的无意记忆主要凭借(　　)记住自己喜欢的事物。

　　A. 颜色　　　　　　B. 名称　　　　　　C. 动作　　　　　　D. 兴趣

(4) 2 岁的幼儿(　　)。

　　A. 能专注地听故事并完成一些简单的任务

　　B. 能保持较长时间的注意力

　　C. 不能理解成人的要求

　　D. 无法主动参与活动

(5) 2 岁幼儿的直觉行动思维主要表现在(　　)。

　　A. 幼儿在行动时主要依赖他人的言语指导,而非自己的动作经验

　　B. 幼儿在行动时不进行任何思考

　　C. 幼儿的思维伴随着行动或动作来进行

　　D. 幼儿的思维完全脱离于他们的感知和动作

三、简答题

(1) 简述 1—2 岁幼儿认知发展的特点。

(2) 简述 1—2 岁幼儿认知与探索保育要点。

四、综合实践题

(1) 阅读案例,回答问题。

　　保育人员把橘子装在纸箱里并摇晃出声音,以此吸引宝宝的注意,然后对家长说道:"看看你的宝宝是否愿意摸? 他摸出后又做了什么?"

　　13 月龄的缪缪一摸出橘子就往嘴里放,爸爸立即制止,抓着她的手试图让她摸摸橘子皮。缪缪不耐烦了,将橘子一扔,就哭了起来。

　　15 月龄的姗姗在摸出橘子后就把它递给了妈妈。这时保育人员正好问道:"你们看出哪些宝宝是吃过橘子的吗? 为什么?"姗姗妈妈接过话来,解释说:"她要我剥,我们吃过橘子的。"保育人员示意妈妈不要帮忙。姗姗试了几次,妈妈都不接手,只得自己用手指抠。

　　保育人员提示家长:"宝宝吃一整个橘子太多了,试试宝宝是否愿意分给你吃?"当轩轩外婆说"给我吃一片"时,20 月龄的轩轩赶紧把手里的好几片橘子一起塞进了嘴巴。

问题:这个活动培养的是幼儿哪些能力? 为什么上述3名幼儿的行为会存在差异? 假如你是他们的保育人员,你将如何帮助幼儿或家长?

(2) 模拟组织活动:在本学习活动中任选 1—2 个活动实例,按照其中的模拟实训要求,尝试组织与实施保育活动。

(3) 设计保育活动:根据 1—2 岁幼儿认知与探索保育要点,尝试设计保育活动。

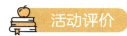 活动评价

学习活动评价表

评价维度	评价项目	分值(分)	评分(分)
知识	思考与练习(判断题、选择题、简答题)	20	
能力	思考与练习(综合实践题第一题、第三题)	20	
	思考与练习(综合实践题第二题)	20	
素养	职业精神、自我管理、团队协作、沟通表达	40	
总　分		100	
总结与反思			

1—2岁幼儿语言与沟通活动的设计与组织

15月龄的琪琪把路上开的各种车都叫作"嘟嘟"。对于简单的指令,他都能听懂,比如妈妈说"把球拿过来",琪琪就会把球拿给妈妈。

21月龄的璐璐已经可以完整复述妈妈常念的童谣,虽然个别词的发音还不是很准确,但是语音语调已经能够模仿得惟妙惟肖了。

想一想:案例中的幼儿体现了语言发展的哪些特点? 针对幼儿的语言发展情况,保育人员及家长可以开展哪些活动?

这个阶段的幼儿已进入语言学习的快速发展期。为此,成人要多为幼儿提供示范,与他们多交流,并为幼儿提供与同伴玩耍的机会。

一、1—2岁幼儿语言与沟通保育知识

(一)1—2岁幼儿语言发展特点

随着幼儿语言理解能力的增强,有意义的语音和词汇开始出现,他们进入了语言的萌芽期。

1. 单词句阶段(1—1.5岁)

(1)词汇。此阶段幼儿掌握新词的速度较慢,平均每月掌握1—3个词。15—18月龄的幼儿基本能够说出10个以上的词语。在词汇类别方面,此阶段幼儿掌握的词汇以名词和动词为主,基本没有形容词、代词。16—18月龄时,幼儿开始能够使用生活中常用的动词。

(2)句子。该阶段幼儿主要使用单词句,具体有以下特点:第一,幼儿常使用单音重叠的词,如饭饭、喵喵。第二,一词多义,即幼儿说出的词通常代表多种意思,如将所有毛茸茸的事物统称为"毛毛"。第三,以词代句,即用一个词语来表示一个整句的意思。此时,成人需要借助具体情境来理解幼儿所表达的意思。

（3）语用技能。该阶段是语用技能的萌芽阶段。幼儿虽不具备与他人会话的能力，但开始能够理解会话中的基本交流模式，即要"一来一回"或"一问一答"。

2. 双词句阶段（1.5—2 岁）

（1）词汇。1.5 岁以后，幼儿进入"词汇爆炸"期，平均每天能习得 1 个新的词汇。19 月龄时，幼儿已经能够说出约 90 个词汇；2 岁时，基本能够掌握 200—300 个词汇。在词汇类别方面，此阶段幼儿仍然以掌握名词和动词为主。

（2）句子。此阶段为双词句阶段，表现为幼儿能够使用由 2—3 个词组成的句子，如"妈妈抱""宝宝睡"等。较之单词句形式，双词句的表达形式更明确，但通常是断续的、省略的，类似电报文件，故亦称电报句。

（3）语用技能。由于词汇量的积累，幼儿有了使用语言来表达的强烈愿望，说话的积极性高涨，表现为一天到晚说个不停、喜欢提问、喜欢和父母说话等。

（二）1—2 岁幼儿语言与沟通保育要点

相较上一阶段，这一阶段的幼儿在词汇数量、词汇类别及语言理解能力方面都有了明显的提升；句子结构仍较为简单，由单词句向双词句转换。伴随着语言能力的发展，幼儿开始将语言作为人际交往的工具，并越来越喜欢与人交流。1—2 岁幼儿语言与沟通的保育要点可参见表 3-4-1。

表 3-4-1 1—2 岁幼儿语言与沟通发展的保育要点

月龄	保育要点
13—15 月龄	提供丰富的语言素材；鼓励幼儿大胆发音并使用单词句表达
16—18 月龄	丰富幼儿词汇，适当拓展词汇类别；鼓励幼儿使用双词句表达
19—21 月龄	养成早期阅读习惯；经常与幼儿开展一对一的问答；与幼儿一起念儿歌
22—24 月龄	鼓励幼儿在跟读儿歌后，尝试独立念出来；通过渗透人称代词、常见形容词、方位名词等的用法来丰富幼儿的词汇

二、1—2 岁幼儿语言与沟通保育活动的组织与实施

在组织 1—2 岁幼儿语言与沟通方面的保育活动时，可以围绕以下几方面展开。

（1）向幼儿描述动物、食物、日用品等幼儿熟悉事物的名称，让幼儿理解语言与实物的对应关系。

（2）通过成人的语言示范，鼓励幼儿模仿表达。在与幼儿交流时，成人需要用简短、重复、有韵律的语言，以便于幼儿理解和模仿；对话时，要放慢语速，且有停顿，给予幼儿接词、说话的机会；耐心倾听幼儿的语言表达，尤其是理解他们通过肢体、表情以及含糊的语言所传达的信息。

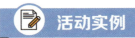 **活动实例**

动物世界（13—18月龄）

活动目的：

能说出动物名称，促进语言表达能力。

活动准备：

狗、猫等动物卡片若干，饼干盒。

活动过程：

（1）成人让幼儿从所有的动物卡片中选取一张卡片。成人模仿该卡片上动物的动作和声音，告知幼儿该动物的名称，随后请他重复动物的名称，并模仿该动物的动作和声音。如果幼儿无法自行模仿所选动物，成人可以帮助他完成该项任务。（选择过的卡片放在另一边，确保每张卡片都能被选到）

（2）成人将动物卡片贴在饼干盒的6个面上，将纸盒向上抛，抛到哪个面朝上，就指着那个面问幼儿"这是什么呀"，引导幼儿说"这是老虎"，随后成人模仿该动物的动作和声音；也可以先请幼儿模仿该动物的动作和声音，成人猜这是哪个动物。（该活动为"这个东西在哪里"的进阶版）

活动分析：

幼儿对可爱的动物充满了喜爱之情，因此，成人在活动中加入动物的动作和声音，能够有效激发幼儿玩动物卡片游戏的兴趣。游戏初期，建议成人选择比较常见、有特点的动物进行游戏，如猫、狗、兔、老虎、大象等。随着幼儿年龄的增长，可逐渐增加动物的种类，并在游戏中引导幼儿说出动物的其他特征。

模拟实训：以小组为单位，制作玩教具，模拟组织活动。

（3）每天要有相对固定的时间进行亲子共读（或师幼共读）活动。阅读时，成人最好选择有玩具特征的书，如可以摸着玩的书、捏一捏会吱吱叫的书，也可以边看边问幼儿简单的问题，如主要人物等。此外，成人应鼓励幼儿自己翻页，逐步培养其阅读兴趣。需要强调的是，成人在与幼儿共读时，禁止使用电子产品，如看电视、玩手机、打电脑等；避免幼儿过早（2岁前)接触电子屏幕,以免影响其视觉、语言、心理等方面的发展。

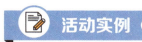 **活动实例**

亲子活动:睡前故事(13—24月龄)

活动目的:

　　模仿练习说话,增进亲子感情。

活动准备:

　　结合幼儿的动作、语言、认知等各方面的发展情况选择图画书。例如:可以选择有助于幼儿精细动作发展的可互动的图画书,幼儿可以拉一拉、转一转书中的"机关";可以选择有助于幼儿语言发展的图画书,如语言简单、朗朗上口的图

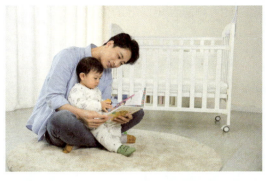

图3-4-1　爸爸给孩子讲睡前故事

画书;可以选择有助于幼儿认知发展的图画书,如挖孔认知类的图画书;还可以选择有助于幼儿自我意识发展的图画书,如内容涉及自我认知、生活情境的图画书。

活动过程:

　　(1)幼儿完成睡前准备工作,情绪比较平稳,成人在卧室与幼儿一起阅读故事。

　　(2)一般在睡前半小时开始讲故事。成人可降低语调,放慢语速,声情并茂地为幼儿讲述故事。在讲述的过程中,成人可适当提问,让幼儿说说故事的主角、简单的词汇等,并随时观察幼儿的反应。

　　(3)成人在讲完故事后,可与幼儿进行简单互动,如分析蕴含的道理,让幼儿说说自己该怎么做,也可说说故事的大致情节。同时,成人应告诉幼儿阅读时间已经结束,要睡觉了,然后关闭或调暗灯光,让幼儿安静入睡。

活动分析:

　　睡前故事能有效促进幼儿语言的发展,增进亲子感情。成人要根据幼儿的年龄特点,选择适合的图书,并在固定时间进行亲子阅读。在阅读的过程中,成人要和幼儿进行互动,给予幼儿接词、说话的机会。

　　模拟实训:以小组为单位,模拟指导家长组织活动。

　　(4)引导幼儿学说儿歌、学唱童谣,旨在帮助他们正确使用词句,促进听觉理解与语言表达的能力,激发参与语言活动的兴趣。

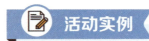 **活动实例**

问好歌（18—24 月龄）

活动目的：

（1）培养语言表达能力。

（2）体验互相问好的愉悦情感。

活动准备：

音乐和儿歌。

活动过程：

（1）在柔软的垫子上，幼儿围坐在成人边上。

引导语：_____

（2）成人唱《问好歌》，并与幼儿握手。

引导语：_____

（3）成人播放音乐，带领幼儿一起唱歌、握手。

引导语：_____

歌词：

1 1　1 5｜3 3　3 1｜1 3　5 5｜4 3　2 　－｜

宝宝 好 呀，宝宝 好 呀，宝宝 宝宝，你 好 呀！

2 3　4 4｜3 2　3 1｜1 3　2 5｜7 2　1 　－‖

握握 小 手，握握 小 手，握握 小 手，你 好 呀！

活动分析：

如果幼儿不愿意握手，成人不要勉强。成人可以将"握握小手"改成其他动作，如"挥挥小手""我要抱抱"等。该活动还可以放在其他活动的开始环节，以引起幼儿注意，激发其活动兴趣。音乐是幼儿喜爱的艺术形式。通过唱歌、律动，可以促进幼儿身体的协调性，发展语言表达能力，提升交往技能，建立积极的生活态度。

> **模拟实训**：以小组为单位，设计引导语，模拟组织活动；可以选择其他儿歌，创编相应动作组织活动。

三、1—2岁幼儿语言与沟通保育活动的观察要点

在组织与实施1—2岁幼儿语言与沟通保育活动时，需要根据表3-4-2所列要点对幼儿实施观察。

表 3－4－2　1—2 岁幼儿语言与沟通发展观察要点①

月龄	观 察 要 点
12—18 月龄	· 能理解养育人话语中不同语气、语调的含义,如当伸手准备碰热水壶时,一旦听到养育人拒绝的话语,便会停止触碰 · 能听懂"杯子""烫"等常用词的意思 · 能听懂并指出自己身体的部位,如当养育人说眼睛、耳朵、鼻子等词语时,幼儿会指出自己与之相应的身体部位 · 当听到自己的名字或乳名时会应答 · 当听到养育人说"去搬个小板凳"等简单的指令时,会按照要求执行 · 会说"爷爷""奶奶"等主要家庭成员的称谓 · 听到周围环境中的喇叭声、动物叫声,会马上模仿 · 用一个词表示多种意思,如说"饼",可能表达"这是饼干""圆圆的"或"要吃饼"等意思 · 用动作和表情辅助语言表达,如手指着门说"走",表示想要出去玩 · 会说"饭饭""兔兔"等叠词 · 在听养育人念唱熟悉的儿歌时,能接最后一个字,如:养育人说"小白兔白又",幼儿会跟着说"白";养育人说"蹦蹦跳跳真可",幼儿会接着说"爱" · 喜欢听有韵律的儿歌,如在听儿歌《小白兔》时,会模仿简单动作 · 尝试自己拿书并翻页 · 会根据故事内容模仿简单的动作或声音,如模仿小鸭摇摆身体并发出"嘎嘎"的叫声 · 在看到熟悉的简单故事内容时,会边看边用手指着相应的画面
18—24 月龄	· 能结合周围场景理解简单的日常用语,如听到养育人说"太热了,到树荫下去",会走到树荫下 · 能理解"下面""上面"等方位词的意思 · 能听懂两个连续动作的简单指令,并按要求执行,如"坐到椅子上看书" · 当听到与日常生活有关的简单问题时,如"玩什么""去哪里",能用动作或简单的词语应答

① 上海市教师教育学院(上海市教育委员会教学研究室).上海市 0—3 岁婴幼儿发展要点与支持策略(试行稿)[M].上海:上海教育出版社,2024:29—33.

（续表）

月　龄	观　察　要　点
18—24 月龄	• 对词语的理解由具体变得概括,知道"灯"不仅指图片上的灯或家里的灯,还包括外面看到的各种灯 • 可以正确说出"哥哥""姐姐""叔叔""阿姨"等家庭成员的称谓 • 能用 20—50 个词语进行日常生活对话,主要是名词与动词,会说"猫、帽子、篮子"等名词以及"踢球、开门"等动词 • 喜欢用乳名称呼自己 • 能跟着成人念简短的儿歌,如"小鸡,小鸡,叽叽叽" • 会说由 2—3 个字组成的短句,具有高度的情境性,如吃饭时说"饭饭吃" • 会用简单的语言、动作与他人交流,如当递给幼儿一本他想要的书时问:"要怎么说?"会回答:"谢谢!" • 会使用简单疑问句,如指着纸盒问"是什么" • 能安静地听完养育人讲述的简短故事 • 主动要求与养育人一起看书 • 喜欢反复看同一本书或听同一个故事,如每天睡前要妈妈讲同一本故事书 • 把书拿反了,会自己调整,把书拿正 • 能说出熟悉的画面上的人和物,如养育人问:"上面有谁?"幼儿会说出画面内容

思考与练习

一、判断题

（1）1—2 岁幼儿开始表现出对音乐的偏好,因此,成人可播放节奏明快、有韵律感的童谣、儿歌等,促进幼儿的发展。（　　）

（2）1—1.5 岁幼儿正处于单词句阶段,通常不会使用形容词或代词。（　　）

（3）在双词句阶段,幼儿能够使用由 2—3 个词组成的句子,如"妈妈抱"。（　　）

（4）在组织 1—2 岁幼儿的语言与沟通保育活动时,成人无须特别强调避免使用电子产品。（　　）

（5）成人应鼓励 13—18 月龄的幼儿模仿常见动物的叫声,因为这有助于其语言表达能力的提升。（　　）

二、选择题

(1) 在单词句阶段,幼儿平均每月掌握新词的速度是( )。

    A. 1 个词   B. 1—3 个词

    C. 3—5 个词   D. 5 个词以上

(2) 在双词句阶段,幼儿平均每天习得的新词汇数量是( )。

    A. 4 个词   B. 1 个词

    C. 2 个词   D. 3 个词

(3) 成人在给幼儿讲睡前故事时,应该( )。

    A. 使用高音调并快速讲述

    B. 降低音调,放慢语速

    C. 不与幼儿互动

    D. 只讲故事,不提问

(4) ( )不是 1—1.5 岁幼儿单词句阶段的特点。

    A. 使用单音重叠的词

    B. 一词多义

    C. 以词代句

    D. 使用复杂的句子结构

(5) 为了鼓励 19—24 月龄幼儿提高语言与沟通能力,( )不是适宜的方法。

    A. 鼓励幼儿学念儿歌

    B. 要求幼儿用简单句(双词句)来表达自己的需求

    C. 培养幼儿讲故事的能力

    D. 向他人说出自己的姓名

三、简答题

(1) 简述 1—2 岁幼儿语言发展的特点。

(2) 简述 1—2 岁幼儿语言与沟通保育要点。

四、综合实践题

(1) 模拟组织活动:在本学习活动中任选 1—2 个活动实例,按照其中的模拟实训要求,尝试组织与实施保育活动。

(2) 设计保育活动:根据 1—2 岁幼儿语言与沟通保育要点,尝试设计保育活动。

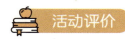 活动评价

学习活动评价表

评价维度	评价项目	分值(分)	评分(分)
知识	思考与练习(判断题、选择题、简答题)	20	
能力	思考与练习(综合实践题第一题)	20	
	思考与练习(综合实践题第二题)	20	
素养	职业精神、自我管理、团队协作、沟通表达	40	
	总　分	100	
总结与反思			

1—2岁幼儿情感与社会活动的设计与组织

君宝,15月龄,一见到生人就害怕,窝在妈妈的怀里,连头都不敢抬。别人若想逗逗她,她就会害怕得大哭。

乐宝,21月龄。当成人无法满足他的要求、与其他孩子抢东西或处于焦急状态时,乐宝可能会出现咬人、打人等行为。

想一想:君宝为什么会怕生? 乐宝为什么会咬人、打人? 保育人员及家长可以为此开展哪些保育活动?

1—2岁幼儿已经能够感受到成人的伤心、高兴、生气等不同情绪,同时也懂得了如何面对和反馈他人的情绪。该阶段幼儿社会性发展的关键是学习发起与维持同他人交往的技巧。为此,成人需要通过形式多样的保育活动,为幼儿创造与他人交往的机会,帮助幼儿培养积极的情绪,促进社会性的发展。

一、1—2岁幼儿情感与社会保育知识

(一)1—2岁幼儿情绪情感发展特点

1—2岁幼儿情绪情感发展的特点主要体现在情绪表达、情绪识别和情绪调节三个方面。

1. 情绪表达

1岁以后,幼儿的情感表现日益丰富、复杂。除了0—1岁阶段已有的情绪外,幼儿在13—18月龄,开始出现羞愧、害羞、愧疚和轻蔑等新的情绪表达类型,但只是偶尔表现出来。18月龄以后,幼儿在开心和悲伤这两种情绪的基础上,进一步分化出更为复杂的情绪,如喜欢和嫉妒等。2岁左右,幼儿开始出现预测性恐惧,表现为怕黑、怕鬼、怕大灰狼等。

2. 情绪识别

这一阶段的幼儿已经开始具有一定的情绪识别能力,能够根据他人不同的情绪表现做

出相应的反应,尤其是重要的养育人的情绪变化,会对幼儿的行为产生影响,且具有持续性。

3. 情绪调节

13—18 月龄的幼儿很容易受到外界环境或所从事活动的影响而无法控制情绪,但他们仍然会尝试使用一些方法来安抚自己的情绪。常见的方法有以下几种:第一,寻找能够替代依恋对象的物品。第二,尝试遏制引起消极情绪的源头。第三,通过语言表达的方式来安抚自己的情绪。① 18 月龄以后,幼儿能够根据成人的表情和行为来调节自身的情绪与行为。

(二) 1—2 岁幼儿个性与社会性发展特点

1. 自我意识

1 岁以后,幼儿逐渐能从镜子中辨认出自己,这是自我意识逐渐形成的标志。1.5 岁前后,幼儿开始使用代词"我"。幼儿对"我"的意识随着月龄的增长而明显增强,表现为幼儿出现了所有权意识,不愿意将自己的东西分享给其他人。

此外,1.5 岁以后的幼儿,其独立性不断增强,表现为幼儿开始不断大胆尝试与探索新鲜事物,喜欢模仿成人的行为,愿意主动在熟悉的人面前表现自己。

2. 依恋

这一阶段处于依恋关系明确期,幼儿与依恋对象的依恋关系真正形成。幼儿非常关心自己的主要养育人,依恋对象的存在能给予幼儿充分的安全感。当依恋对象离开时,幼儿会表现出分离焦虑和陌生人焦虑。陌生人焦虑在 5—6 月龄时已开始出现,8—12 月龄达到顶峰,15 月龄后随着与陌生人接触机会的增加而逐渐减弱。2 岁前,幼儿的主要依恋对象通常是母亲。

知识链接

依 恋 类 型

根据安斯沃斯的陌生情境实验,依恋主要有四种类型。

(1)安全型依恋:幼儿与母亲在一起时能够安静、愉悦地玩玩具,对陌生人的反应比较积极。当母亲离开时,幼儿会表现出焦虑、难过、不安;当母亲回来时,幼儿会立即亲近母亲,寻求与母亲的接触。

(2)回避型依恋:母亲在与不在,幼儿都表现出无所谓、漠不关心的样子。

---

① 刘婷.0—3 岁婴幼儿心理发展与教育[M].上海:华东师范大学出版社,2021:158.

（3）反抗型依恋：非常在意母亲在与不在身边。当母亲要求离开时，极力反抗挣扎；然而，即便母亲在身边，也并未将母亲视为安全基地，对母亲的态度呈现出矛盾纠结的状态。

（4）紊乱型依恋：行为显得混乱和具有自我破坏性，好像分不清方向。

以上四种依恋类型，除了安全型依恋，其他三种都是不安全型依恋。不安全型依恋往往会对个体产生不良影响，结果常常是产生许多行为问题和心理障碍。

小讨论

为了更好地理解四种依恋类型，我们需要了解陌生情境实验。请说一说该实验的具体步骤及内容。

3. 同伴交往

1—1.5 岁处于简单交往阶段，幼儿会有意引起同伴的关注和反应，并对同伴的行为做出反应。从这一阶段起，幼儿开始拥有真正意义上的同伴交往。1.5 岁以后，幼儿的同伴关系步入互补性交往阶段，表现为在与同伴交往时出现诸如"追赶与躲藏""给予与接受"等互惠型交往行为。然而，由于这个阶段的幼儿有着强烈的自我中心倾向，因此，他们在与同伴交往的过程中，会出现打架、争吵等消极行为。

（三）1—2 岁幼儿情感与社会保育要点

这一阶段的幼儿除了会继续频繁地表现出先前已有的情绪外，还出现了新的更为复杂的情绪表达，即幼儿的情绪表达更为丰富。此外，这一阶段的幼儿情绪起伏很大，时常在积极情绪和消极情绪间转换；不仅能够感知自己的情绪并尝试自我调节，还能感知他人的情绪变化并进行回应。总体来看，幼儿的情绪理解和情绪表达能力，随着其自我意识的增强而进一步提升，情绪的社会性参照能力开始出现并得到快速发展。

在社会性发展方面，这一阶段的幼儿能够更加清晰地认识到自我的存在，出现客体自我意识。他们在生活中会表现出强烈的自我表现意识，自主行为增多且勇于尝试，自理能力也越来越强。此外，幼儿的同伴交往行为日益增多，逐渐由亲子关系向同伴关系转换，出现亲社会行为和攻击性行为。1—2 岁幼儿情感与社会发展的保育要点可参见表 3 - 5 - 1、表 3 - 5 - 2。

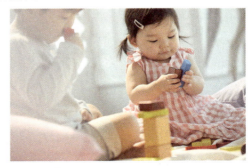

图 3 - 5 - 1　幼儿与同伴在一起玩耍

表 3-5-1　1—2 岁幼儿情绪情感发展的保育要点

月龄	保育要点
13—15 月龄	引导幼儿正确识别基本的面部表情,如哭泣、微笑等
16—18 月龄	对幼儿出现的情绪调节方面的错误经历,成人要给予积极的鼓励
19—21 月龄	创设表达情绪的机会与环境,对消极情绪给予正向引导;提供情绪体验的机会,渗透情绪理解
22—24 月龄	鼓励幼儿表达情绪;开展情绪调节活动

表 3-5-2　1—2 岁幼儿社会性发展的保育要点

月龄	保育要点
13—15 月龄	引导幼儿记住自己和父母的称呼;帮助幼儿建立初步的规则意识;锻炼幼儿听从简单指令行事的能力;为幼儿创造交往机会
16—18 月龄	引导幼儿记住其他家人的称呼;培养幼儿的自主性;帮助幼儿学会运用语言与人交往
19—21 月龄	为幼儿创造与同伴一起活动的机会;开展指令游戏;帮助幼儿认识自己的物品
22—24 月龄	通过让幼儿感知依次、轮流等概念,培养其规则意识;鼓励幼儿和亲近的伙伴建立友好关系

二、1—2 岁幼儿情感与社会保育活动的组织与实施

在组织 1—2 岁幼儿情感与社会方面的保育活动时,可以围绕以下几方面展开。

（1）成人要帮助幼儿建立安全型依恋关系,多拥抱与抚摸幼儿,积极地与幼儿进行情感交流,用语言、眼神、动作鼓励幼儿表达自己的情绪。例如:当幼儿害怕、退缩时,成人可以通过拥抱、抚触等方式来抚慰幼儿,并用别害怕、没关系等语言安抚和缓解幼儿的焦虑情绪。成人可以利用绘本阅读与游戏等方式来增进亲子感情,如进行听指令拍手游戏、沙水游戏、垒高游戏、角色扮演游戏等。成人要理解并冷静面对幼儿的不稳定情绪。当幼儿发脾气时,成人要控制好自己的情绪,冷静面对幼儿的情绪变化;当幼儿受委屈或遇到挫折时,应给予拥抱、爱抚、

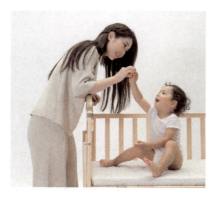

图 3-5-2　成人通过与幼儿做游戏来建立安全型依恋关系

安慰；当幼儿无理取闹、乱发脾气时，可采用暂时冷处理、转移注意等方法。需要注意的是，家庭成员间应保持意见和回应方式的一致性。

（2）成人应为幼儿创造与同伴交流互动的机会，如散步时结伴而行、共同参与户外游戏，以及邀请同伴到家做客等；以玩具、游戏等为媒介，让幼儿与同伴交往，使其逐步形成初步的规则意识。当幼儿不愿意与同伴接触时，成人不要勉强，可给予幼儿观察、调整的时间。当幼儿处于不熟悉的交往环境中时，须有亲近的成人在旁陪伴，以让幼儿获得安全感。此外，成人可以在幼儿面前展现热情大方、礼貌交往、乐于分享等亲社会行为，为幼儿提供榜样示范。

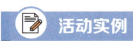 **活动实例**

好朋友（13—18 月龄）

活动目的：

（1）学会礼貌地和别人打招呼，能够表达与人交往的意愿。

（2）通过交往游戏，初步建立与人交往的意愿。

活动准备：

玩具手偶一个（如兔子手偶）。

好朋友

活动过程：

（1）问好。成人出示兔子手偶并向幼儿问好，引导语："你好呀，我是小兔子，我来找朋友，你能告诉我你是谁吗？"

（2）角色扮演。成人扮演小兔子与幼儿握手问好，引导语："你好，我是小兔子。"成人鼓励幼儿勇敢地伸手和"小兔子"握手，引导语："小兔子你好，我叫XXX。"

（3）示范引导。成人引导幼儿运用和小兔子打招呼的方式与周围的同伴交往，并示范其他的交往方式，如抱一抱、亲一亲等，鼓励幼儿和同伴握手、抱一抱、亲一亲，用语言介绍自己。

活动分析：

帮助幼儿建立同伴交往的意愿是同伴交往的开始，但这个过程并不是一蹴而就的，而是需要成人的耐心引导。例如，成人可以通过图画书，并结合角色扮演游戏，以及充分利用生活情景（如户外游戏、做客等）来逐步强化幼儿与人交往的意愿。需要注意的是，在幼儿交朋友的过程中，成人要密切关注幼儿的情绪状态，如果幼儿表现得非常勉强，成人可以示范交朋友的正确方法，以减少幼儿的陌生感。

模拟实训：以小组为单位，模拟组织活动。

（3）成人应通过多种方式帮助幼儿形成自我意识。例如，成人可以让幼儿照镜子，使他们意识到"我"的存在，并引导他们尝试认识自己，思考"我"与世界的关系，以及"我"与周围的人的关系。

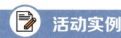 **活动实例**

照镜子（13—18月龄）

活动目的：

能够认识自己，形成初步的自我意识和身体意识。

活动准备：

一面成像清晰、易拿取、不易碎裂的小镜子（或一面穿衣镜），音乐，贴纸。

活动过程：

（1）成人出示镜子，引起幼儿探究的兴趣。

（2）成人通过提问让幼儿指指认认，引导语："镜子里的宝宝是谁呀？"观察幼儿对指令的反应，让幼儿知道镜子中的人是自己。

（3）成人和幼儿一起在镜子面前做出各种不同的动作，如拍手、跺脚、挺小肚子、撅小屁股等。成人可以配上儿歌，帮助幼儿更直观地认识身体的各个部位。

儿歌示例：

照呀照，照镜子，照到我的小鼻子。

照呀照，照镜子，照到我的小嘴巴。

照呀照，照镜子，照到我的小手。

照呀照，照镜子，照到我的小肚子。

（4）贴五官。成人引导幼儿说说自己或他人的五官，并指导幼儿将贴纸贴在相应的五官部位上。

活动分析：

在活动中，成人要观察幼儿是否能够正确指认自己身体的各个部位。同时，成人也要注意幼儿的安全，防止镜子割伤幼儿。

在照镜子活动中，成人还可以适当增加情绪调节的内容，可以和幼儿一起在镜子面前做"鬼脸"，如做开心、愤怒等表情，引导幼儿认识情绪。

模拟实训：以小组为单位，模拟组织活动。

三、1—2 岁幼儿情感与社会保育活动的观察要点

在组织与实施 1—2 岁幼儿情感与社会保育活动时,需要根据表 3 - 5 - 3 所列要点对幼儿实施观察。

表 3 - 5 - 3　1—2 岁幼儿情感与社会发展观察要点①

月龄		观 察 要 点
12—18 月龄	情绪情感	· 有害羞等自我意识的情绪表现,如:见到陌生人会躲到养育人身后;在意识到自己犯错后,会故意讨好养育人 · 能从别人的行为中分辨他人开心、悲伤、生气等情绪,并将自己与其联系起来 · 情绪易受感染,出现"人哭我哭,人笑我笑"的现象 · 短时间内表现出不同的情绪变化,常"破涕为笑" · 对新学会的本领感到高兴,会拍手表扬自己
	个性与社会性	· 与主要养育人关系亲密,如当主要养育人回到家时,会迎上去拥抱 · 当晚上入睡、身体不适或处于陌生环境中时,会寻找熟悉的养育人以获得安全感 · 能与主要养育人分享自己喜欢的食物,而不愿意与其他人分享 · 主要养育人在收拾碗筷时,会自己去拿玩具安静地玩耍 · 知道自己的乳名,如当听到别人喊自己的名字时,会拍拍自己 · 独立意识开始发展,会明确表达自己的意愿,常把自己的名字挂在嘴边 · 能分辨自己常用的物品 · 愿意和比自己大的同伴在一起玩耍,喜欢跟随或模仿他们 · 除主要养育人外,开始愿意与他人亲近 · 主动对同伴微笑,相互分发零食 · 喜欢模仿周围人的行为,如:在公园模仿他人跳舞,在家里模仿成人使用劳动工具 · 愿意听从指令,如能做到先说"谢谢",再接受别人的玩具

① 上海市教师教育学院(上海市教育委员会教学研究室).上海市 0—3 岁婴幼儿发展要点与支持策略(试行稿)[M].上海:上海教育出版社,2024:29—33.

（续表）

月龄	观察要点	
18—24 月龄	情绪情感	• 当受到关注或称赞时,会表现出自豪与喜悦的情绪 • 妒忌情绪在行为中较常出现,如不让妈妈抱其他孩子 • 当感到难过时,会对养育人进行简单表达 • 在发现养育人表情、语气的细微变化后,能调整自己的行为,如在看到爸爸瞪眼并发出"嗯?"后,不接受别人给予的东西 • 很容易因他人的批评或阻止而不高兴,会表达自己的不满 • 在得到帮助的情况下能控制情绪
	个性与社会性	• 在陌生环境中与养育人分离时会有恐惧情绪和抵触行为,需要一定的时间适应新环境 • 希望主要养育人能时刻陪伴自己,当其离开时会出现跟随行为 • 只接受主要养育人的照顾,如喂食、沐浴等 • 会对主要养育人表示安心,有特别亲昵的行为 • 可以独自玩一会儿,或在养育人身边安静地玩 • 对陌生人的害怕程度降低 • 对自己开始有一定的认知,如:能够辨认出照片中的自己,用乳名称呼自己 • 用"不"来显示自己的独立性 • 在与他人游戏时,表现出明显的物品所有意识 • 出现选择性行为,喜欢自己决定穿哪件衣服、吃哪种食物或由谁来给自己提供帮助 • 能通过外表的显著特征来认人,如区分成人和小孩、男人和女人 • 开始更喜欢与同伴游戏 • 开始理解并遵守简单的行为规则

思考与练习

一、判断题

（1）如果不关注幼儿的不安全型依恋,则可能会使幼儿产生行为问题和心理障碍。　（　　）

(2) 1 岁左右的幼儿已出现所有权意识,不愿意将自己的东西分享给其他人。　　　　(　　)

(3) 1—2 岁幼儿不会出现羞愧或愧疚等复杂情绪。　　　　　　　　　　　　　　(　　)

(4) 1—1.5 岁幼儿的同伴关系处于互补性交往阶段,在与同伴交往的过程中出现了"追赶与躲藏""给予与接受"等互惠型交往行为。　　　　　　　　　　　　　　　　(　　)

(5) 1.5 岁的幼儿通常能够通过成人的表情和行为来调节自己的情绪。　　　　　　(　　)

二、选择题

(1) (　　)月龄的幼儿开始用乳名称呼自己。

　　A. 10—12　　　　　　B. 12—14　　　　　　C. 12—18　　　　　D. 18—24

(2) 为了帮助幼儿建立安全型依恋关系,成人要(　　)。

　　A. 在幼儿害怕时,用拥抱、抚触等方式来抚慰他

　　B. 在幼儿无理取闹时,要严厉地教育他

　　C. 在幼儿遇到挫折哭泣时,不予理睬

　　D. 以上都不对

(3) 13—18 月龄幼儿调节情绪的主要方法是(　　)。

　　A. 寻找能够替代依恋对象的物品

　　B. 完全依赖成人来安抚情绪

　　C. 自我调节

　　D. 通过攻击性行为来缓解情绪

(4) (　　)的幼儿开始出现预测性恐惧。

　　A. 13—15 月龄　　　　　　　　　　B. 16—18 月龄

　　C. 19 月龄左右　　　　　　　　　　D. 24 月龄左右

(5) 对于 1—2 岁的幼儿,(　　)的行为表明他们开始形成初步的规则意识。

　　A. 经常与同伴发生冲突　　　　　　B. 只愿意单独玩,不与他人互动

　　C. 能够轮流使用玩具　　　　　　　D. 总是试图主导游戏

三、简答题

(1) 查阅资料,说说如何帮助幼儿形成安全型依恋关系。

(2) 简述 1—2 岁幼儿情绪情感、个性与社会性发展的特点。

(3) 简述 1—2 岁幼儿情感与社会保育要点。

四、综合实践题

(1) 模拟组织活动:在本学习活动中任选 1—2 个活动实例,按照其中的模拟实训要求,尝试组织与实施保育活动。

（2）设计保育活动：根据 1—2 岁幼儿情感与社会保育要点，尝试设计保育活动。

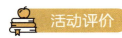 **活动评价**

学习活动评价表

评价维度	评价项目	分值（分）	评分（分）
知识	思考与练习（判断题、选择题、简答题）	20	
能力	思考与练习（综合实践题第一题）	20	
	思考与练习（综合实践题第二题）	20	
素养	职业精神、自我管理、团队协作、沟通表达	40	
总　分		100	
总结与反思			

任务 4 2—3 岁幼儿保育活动的设计与组织

学习导语

　　随着生活范围的逐渐扩大,2—3 岁的幼儿无论是在生理上还是在心理上,都发生了明显的变化。2—3 岁的幼儿能跑会跳、能说会笑,对所有的新鲜事物都充满了强烈的好奇心和兴趣,具有发现、探索和学习的热情。幼儿的个性特征开始萌芽,情绪情感越来越丰富。

　　那么,2—3 岁幼儿的身心发展具有哪些特点? 如何通过保育活动来促进幼儿发展? 本任务将通过观察、调研、课堂讨论、模拟实训等方式,帮助大家了解 2—3 岁的幼儿,学习 2—3 岁幼儿保育活动的设计与组织方法。

学习目标

- 了解 2—3 岁幼儿各领域发展的特点。
- 能根据 2—3 岁幼儿各领域发展的特点,为其提供科学的保育。
- 掌握 2—3 岁幼儿各领域保育活动的目标和要点。
- 能组织 2—3 岁幼儿保育活动,合理评析活动的实施情况,促进幼儿的身心发展。
- 能对 2—3 岁幼儿的活动情况进行观察,及时调整组织策略。
- 懂得自身专业素养对 2—3 岁幼儿身心发展水平的影响,提升参与课程学习的积极性。

学习准备

- 预习本任务内容,思考"小讨论"中的问题。
- 阅读《托育机构保育指导大纲(试行)》《3 岁以下婴幼儿健康养育照护指南(试行)》等文件,了解 2—3 岁幼儿保育相关知识。
- 观看活动视频,了解 2—3 岁幼儿保育活动的组织与实施方法。

🕐 建议学时

学习活动 1（3 学时）

2—3岁幼儿生活与习惯
活动的设计与组织

学习活动 2（3 学时）

2—3岁幼儿感知与动作
活动的设计与组织

学习活动 3（3 学时）

2—3岁幼儿认知与探索
活动的设计与组织

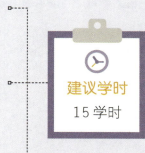

建议学时

15 学时

学习活动 4（3 学时）

2—3岁幼儿语言与沟通
活动的设计与组织

学习活动 5（3 学时）

2—3岁幼儿情感与社会
活动的设计与组织

📝 学习笔记

2—3岁幼儿生活与习惯活动的设计与组织

小侬,女孩,今年2岁2个月。在入园体检时,她的体重为9.30公斤,身高为83.5厘米,被诊断为低体重、消瘦。经与家长沟通了解到:小侬平时食欲不好,有偏食、挑食现象,爱吃鱼虾,不爱吃肉类,吃饭需要家人喂;爱吃零食,不爱喝牛奶;性格内向,不爱运动;体质较弱,季节交换时容易感冒生病。

想一想:针对这样的情况,保育人员及家长该如何为小侬组织保育活动?

尽管2—3岁幼儿的体格生长速度较之前有所放缓,但依旧处于生长发育的快速阶段。同时,由于此年龄段的幼儿活泼好动,对营养的需求较高,因此,保育人员应持续重视幼儿的膳食质量,以确保他们能获得充足的营养。此外,2—3岁幼儿大脑皮质发育趋于成熟,其动作、认知、语言、社会交往等能力均得到显著发展。因此,保育人员还应关注幼儿良好生活习惯的养成,为其全面发展奠定坚实的基础。

一、2—3岁幼儿生活与习惯保育知识

(一) 2—3岁幼儿生理发展特点

2—3岁时,幼儿身长、体重的增长速度继续减缓,具体的发展情况如下所述。

(1) 身长。2—3岁时,幼儿身长年增长约为7厘米。3岁时,幼儿的平均身长约为97厘米。

(2) 体重。2—3岁时,幼儿体重年增长约为2千克。3岁时,幼儿的平均体重约为14千克。

(3) 脑。2岁左右,幼儿脑的相对大小和比例已接近成人水平。2岁以后,大脑的各区域都趋于成熟。3岁时,幼儿的大脑重量为900—1000克,约是成人大脑重量的75%。此后,幼儿大脑重量的增长速度有所减缓,15岁时才达到成人水平。3岁以前,幼儿的小脑功能尚未完善;3—6岁时,幼儿的小脑将日趋发育成熟,其平衡能力和协调能力也逐渐提高。

（二）2—3 幼儿生活与习惯保育要点

1. 继续提供均衡合理的营养

（1）食物选择多样化，确保食品安全。成人应避免为幼儿提供整粒的硬果、带刺或骨的食物、刺激性饮料、油炸食品以及不易消化的食物。

（2）膳食结构科学化，保证均衡营养。成人应确保幼儿食物所含营养素种类齐全，比例恰当。同时，成人还应根据幼儿消化吸收的特点，合理配置营养素。

（3）食物烹调个性化，以适应幼儿的消化吸收能力。幼儿膳食应单独制作，并采用蒸、煮、炖等方式烹调；同时，注意食物的色彩搭配和造型，以激发幼儿的食欲。

（4）习惯养成有序化，培养幼儿良好的饮食习惯。成人可以鼓励幼儿协助自己创设良好的进餐环境，如一起参与开饭前的准备工作。此外，成人还需培养幼儿独立进食、专注进食的良好习惯。幼儿的进餐时间应控制在 30 分钟内，且不要强迫幼儿进食。

2. 保证充足且高质量的睡眠

成人应合理安排幼儿的生活作息，保证幼儿拥有充足且高质量的睡眠。具体措施包括：①设定规律的睡眠时间表，且保证幼儿有充足的午睡时间。②养成独立入睡的习惯，不要蒙头入睡。

小讨论

小宝 2 岁 8 个月，晚上不肯睡觉。他在床上总是蹦蹦跳跳、翻来覆去的。小宝的爸爸妈妈睡觉也晚，他便跟着不肯睡，往往要到 22：00 后才慢慢安静下来。面对这种情况，你有什么建议？

3. 培养良好的盥洗和如厕习惯

（1）成人应指导幼儿学习并掌握正确的洗手方法，引导他们使用自己的毛巾将手擦干；同时培养幼儿的洗澡习惯，让他们爱干净、讲卫生。

（2）成人需要引导幼儿主动如厕，并让幼儿配合自己完成排便后的护理工作。此外，女童因生理结构原因，在便后清洁时，应从前往后擦洗，且要专人专盆专巾。

（3）成人不可过度包办，而是应为幼儿提供生活自理的机会，如鼓励幼儿自己穿脱衣服，且做到家园一致协同共育。

4. 重视安全意识的培养

意外伤害是幼儿面临的重要健康威胁，因此，保障幼儿的生命安全是成人的首要任务。《托育机构婴幼儿伤害预防指南（试行）》指出，常见的伤害类型包括窒息、跌倒伤、烧烫伤、溺水、中毒、异物伤害、道路交通伤害等。在托育机构，为避免幼儿发生意外伤害，确保幼儿的生命安全,保育人员需要做到以下几点。

（1）学习正确的意外伤害应对办法,加强急救技能培训与考核。

（2）提升环境安全系数,做到勤检查、勤发现、勤处理。

（3）加强照护,确保幼儿在保育人员的视线范围之内。

（4）充分利用家庭、社区、儿保等多方力量,提高家长的预防意识和应急能力。

5. 关心幼儿的心理健康,排除风险

成人须了解幼儿心理行为发育的里程碑,配合进行幼儿心理行为发育检查,及时发现幼儿可能存在的发育偏异和风险,以及时进行进一步评估和早期干预。

二、2—3岁幼儿生活与习惯保育活动的组织与实施

在组织2—3岁幼儿生活与习惯方面的保育活动时,可以围绕以下几方面展开。

（1）帮助幼儿养成不挑食、不暴饮暴食等良好的饮食习惯。

（2）为幼儿示范正确的餐桌礼仪,如坐定、专心进餐,以及在吃完饭后需先向大家打招呼再离开餐桌等。

（3）帮助幼儿养成喝白开水的习惯,使幼儿能够主动喝水。

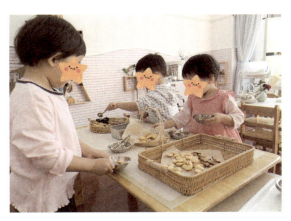

（4）通过按时睡觉,以及把脱下的衣服折叠整齐并放在固定位置等方式来帮助幼儿形成秩序感。

（5）纠正幼儿吮吸手指、咬唇、吐舌、用口呼吸等不良习惯。

（6）为幼儿提供生活自理的机会（如自己洗手、吃饭、如厕、穿衣服、刷牙等）,避免过度包办,且家庭成员间需达成共识。

图4-1-1　成人引导幼儿自己拿取点心

 活动实例

干净的小手（19—36月龄）

活动目的:

（1）初步学习洗手的方法。

（2）懂得要勤洗手、讲卫生。

活动准备:

脸盆、小毛巾（选择图案漂亮的毛巾,以引起幼儿的兴趣）、洗手液;洗手时帮助幼儿

卷好衣袖。

活动过程：

（1）成人播放哥哥或姐姐洗手的视频给幼儿看，引导他们说说视频中的幼儿在做什么？他（她）是如何洗手的？（及时肯定幼儿的回答，并帮助他们表述完整）

（2）成人示范正确的洗手方法（淋湿双手→抹上肥皂→揉搓双手→冲洗干净→擦干双手），然后用图片引导幼儿说说洗手的步骤（若幼儿说不清，可用动作表示）。

（3）成人带领幼儿去盥洗室洗手，指导幼儿掌握正确的洗手方法。引导语："手上有很多细菌，饭前便后要洗手，我们要保持手部清洁，做个讲卫生的好宝宝。"

活动分析：

成人可以根据幼儿的认知特点，通过图片、儿歌等方式帮助他们记忆洗手的步骤。此外，成人还要注意冬天洗手时的水温，提醒幼儿在洗手的前后要卷放袖子。

> **模拟实训：**以小组为单位，准备介绍洗手方法的图片和儿歌，并模拟教幼儿洗手。
>
> **关联知识：**七步洗手法。

 活动实例

我要上厕所（24—36 月龄）

活动目的：

（1）能够有意识地大胆表达自己如厕的意愿。

（2）知道有便意要及时如厕。

（3）能够自主如厕。

活动准备：

温馨的如厕环境、演示图片。

活动过程：

（1）成人讲述有关尿裤子的故事，然后问幼儿："故事里的小朋友怎么了？""他为什么会尿裤子？""你尿过裤子吗？""尿裤子是什么感觉？"

（2）成人通过图片介绍托育机构的如厕环境（大小便器、如厕纸巾、洗手盆等）、如厕方法（脱裤子→擦屁股→穿裤子→冲便器→洗手）等。除了通过图片的方式，成人还可以带领幼儿至盥洗室亲身体验。

（3）成人提供情境图片，包括主动向成人表达如厕意愿、尿裤子等内容，让幼儿判断哪些是对的、哪些是错的,培养幼儿自主表达如厕意愿的能力,进而能够独立如厕。

活动分析:

　　幼儿如果能够主动表达如厕意愿,成人应及时表扬,给予强化。幼儿如果以非言语的方式来表达自己的如厕意愿,成人应引导他大胆说出来。需要注意的是,成人不可指责幼儿意外出现的尿裤子情况,应保持耐心,及时处理。

模拟实训:以小组为单位,准备相关情境图片,并设计引导语,模拟教幼儿如厕。

 活动实例

衣服叠整齐(24—36月龄)

活动目的:

　　(1)学习叠简单的衣服。

　　(2)培养自我服务的能力,获得成就感。

衣服叠叠齐

活动准备:

　　幼儿衣服。

活动过程:

　　(1)成人拿出一件幼儿衣服,模仿衣服说话的样子,让幼儿帮忙把它叠好,激发幼儿的活动兴趣。

　　(2)成人边念儿歌,边示范叠衣服的方法。

　　儿歌示例:衣服宝宝躺躺平(将衣服平整地放在台面上),两扇门儿关关紧(将两边的衣襟对紧、放平),两只袖子对折好(将两只袖子分别叠至前襟位置),最后再来弯弯腰(将衣服对折好),漂亮的衣服就叠好。

　　(3)成人引导幼儿边念儿歌边尝试叠衣服。如果幼儿有困难,成人可以示范叠其中的一边,然后让幼儿尝试叠另一边。引导语:"宝宝,试试把另一边的袖子叠过来。"通过多次练习,帮助幼儿逐渐学会叠衣服的方法。

活动分析:

　　成人可以在生活区角挂几件幼儿的衣物,作为区角活动的材料。此外,待幼儿熟练掌握叠衣服的方法后,成人可以引导他们尝试叠有帽子的衣服、裤子等。

模拟实训:以小组为单位,设计引导语,模拟教幼儿叠衣服。

三、2—3 岁幼儿生活与习惯保育活动的观察要点

在组织与实施 2—3 岁幼儿生活与习惯保育活动时,需要根据表 4-1-1 所列要点对幼儿实施观察。

表 4-1-1　2—3 岁幼儿生活与习惯发展观察要点[①]

月龄	观察要点
24—36 月龄	• 体重和身高增长趋于平稳 • 会一手扶碗一手拿勺子独立进食 • 白天能控制大小便,主动表达如厕要求 • 在手脏时或饭前,会自己洗手 • 会尝试自己刷牙 • 能自己戴帽,穿脱没有鞋带的鞋子 • 会自己解开纽扣,穿脱简单外套 • 路上有车过来时,会紧抓或紧跟养育人以躲避危险

思考与练习

一、判断题

(1) 成人应为 2—3 岁的幼儿提供生活自理的机会,鼓励幼儿自己穿脱衣服,不要过度包办。
　　　　　　　　　　　　　　　　　　　　　　　　　　　　　　　　(　)

(2) 2—2.5 岁时,幼儿的 24 颗乳牙已经全部出齐。　　　　　　　　　(　)

(3) 2—3 岁时,幼儿的身长每年约增长 10 厘米。　　　　　　　　　　(　)

(4) 3—6 岁幼儿的小脑逐渐发育成熟,其平衡能力和协调能力也逐渐提高。(　)

(5) 在培养幼儿良好的饮食习惯时,应鼓励他们参与开饭前的准备工作。(　)

二、选择题

(1) 2—3 岁幼儿的进餐时间一般应控制在(　)分钟以内。

　　A. 5　　　　　　　　B. 10　　　　　　　　C. 30　　　　　　　　D. 60

(2) 2—3 岁的幼儿需要有一定的生活自理能力,但不包括(　)。

　　A. 会扣衣扣,会穿鞋袜和简单的衣裤　　　B. 能正确使用汤匙,尝试用筷子

[①] 上海市教师教育学院(上海市教育委员会教学研究室).上海市 0—3 岁婴幼儿发展要点与支持策略(试行稿)[M].上海:上海教育出版社,2024:36—40.

　　C. 晚上能控制大小便,不尿床　　　　D. 会自己洗澡

(3) 女童在清洗臀部时,要做到从前往后擦洗,(　　　)。

　　A. 专人同盆分水　　B. 专人专盆同水　　C. 专人同盆同巾　　D. 专人专盆专巾

(4) 2—3 岁幼儿生活与习惯发展的保育要求是(　　　)。

　　A. 培养幼儿良好的饮食习惯　　　　　B. 帮助幼儿养成按时睡觉的习惯

　　C. 为幼儿提供自我服务的机会　　　　D. 以上都是

(5) 为避免发生意外伤害,成人应确保幼儿(　　)活动。

　　A. 在视线范围之外　　　　　　　　　B. 在视线范围之内

　　C. 在小范围内　　　　　　　　　　　D. 在无人看护的情况下

三、简答题

简述 2—3 岁幼儿生活与习惯保育要点。

四、综合实践题

(1) 模拟组织活动:在本学习活动中任选 1—2 个活动实例,按照其中的模拟实训要求,尝试组织与实施保育活动。

(2) 设计保育活动:根据 2—3 岁幼儿生活与习惯保育要点,尝试设计保育活动。

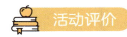 活动评价

学习活动评价表

评价维度	评价项目	分值(分)	评分(分)
知识	思考与练习(判断题、选择题、简答题)	20	
能力	思考与练习(综合实践题第一题)	20	
	思考与练习(综合实践题第二题)	20	
素养	职业精神、自我管理、团队协作、沟通表达	40	
总　分		100	

总结与反思

案例导入

　　李老师想通过"洗洗晒晒"的活动来培养幼儿的生活自理能力,同时促进幼儿感知与动作的发展。李老师在场地上放置了几组脸盆,每组包含两个脸盆:一个脸盆里装有水,还放着一些塑料玩具;另一个脸盆里放着抹布、海绵和百洁布。随后,李老师将三名幼儿带至操场。

　　强强,32 月龄,他挑选了抹布和百洁布,并在脸盆旁蹲了下来。强强右手拿起小碗,左手拿起百洁布,在碗底搓了两下,然后甩一甩,放进小筐,接着又拿起了雪花片,在百洁布上来回搓动两下,甩一甩,又放进小筐。

　　阳阳,34 月龄,他左手拿雪花片,右手拿百洁布。阳阳先用百洁布在雪花片上来回搓了两下,接着将百洁布伸进雪花片的缝隙里又来回搓动着。

　　萌萌,36 月龄,她一手拿小球,一手拿抹布。她刚用抹布擦了一下小球,小球就从手中滑掉了,如此重复多次,萌萌便放弃了。接着,萌萌拿起了小碗,将抹布伸进碗中。萌萌的奶奶在一旁说"小手转一转",萌萌便转起了小手。

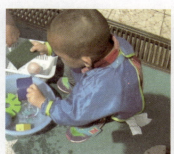 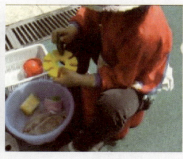 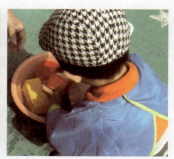

图 4-2-1　"洗洗晒晒"活动

　　想一想:作为保育人员,针对案例中的幼儿行为,你会提出哪些个性化的保育策略?

　　2—3 岁时,幼儿动作的力量、速度、稳定性、灵活性和协调性等方面均有了很大的进步。粗大动作的发展主要表现为能平稳地快速奔跑、熟练地上下楼梯以及灵活地跳跃等;精细动作的发展主要表现为手指活动更加灵巧、可以有目的地使用剪刀以及较为正确地握笔等。此时，由于幼儿的运动机能尚不完善，对危险因素缺乏认识，且自我保护能力不足，保育人员在组织活动时，应重点预防意外伤害的发生。

一、2—3 岁幼儿感知与动作保育知识

（一）2—3 岁幼儿动作发展特点

2—3 岁幼儿动作发展呈现出两个特点：身体协调性提高，动作趋于稳定；肌肉控制能力增强，动作更加精细。

1. 粗大动作发展

这一阶段的粗大动作主要包括走跑动作、跳跃动作、攀爬动作、平衡动作、投掷动作和体操指令动作六种类型。不同月龄段的幼儿，其运动发展存在差异。

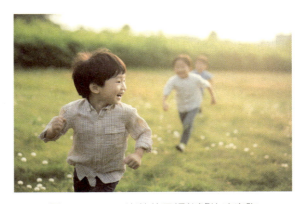

图 4-2-2 3 岁幼儿已经能够快速奔跑

（1）走跑动作：25—30 月龄的幼儿已经习得后退走的动作，并开始尝试侧着走，行进时能够基本保持直线；25—27 月龄的幼儿能够独立完成跑步动作，并且很少摔跤；36 月龄时，幼儿已具备快速奔跑的能力。

（2）跳跃动作：25—30 月龄的幼儿可以双脚同时离地完成跳跃动作；30—36 月龄的幼儿基本可以协调四肢，以维持起跳和落地时的平衡，并能连续跳跃；36 月龄左右的幼儿还能够尝试单脚的跳跃动作，并且能通过左右摇晃身体的方式来保持平衡。

（3）攀爬动作：25—36 月龄的幼儿能够手脚协调并进地完成攀爬动作，且较少出现同手同脚的现象。25—30 月龄时，幼儿能够尝试双脚交替上下楼梯；36 月龄时，幼儿能够灵活、独立地完成双脚交替上下楼梯的动作。

（4）平衡动作：25—36 月龄的幼儿能够轻松地完成"蹲下—起立"的动作转换，以及灵活地跨越较低矮的障碍物。25—30 月龄的幼儿可以单脚站立 1—2 秒；30—36 月龄的幼儿可以单脚站立 5—10 秒。

（5）投掷动作：25—36 月龄的幼儿能够参与球类游戏，习得滚球、扔球和投球等动作，以及举起手臂向指定方向投掷的动作；36 月龄左右，幼儿能够流畅地进行投掷练习，将球抛出 2—3 米远。

（6）体操指令动作：25—36 月龄时，幼儿能基本听懂成人指令，并能连续完成两个指令动作，能够模仿体操动作；30 月龄以后，幼儿逐渐能够直接跟着语言或音乐的指令完成相应的体操动作。

发展警示 ⚠️

2—3 岁：不能自如地走，经常会摔倒；不能在成人的帮助下爬台阶。

2. 精细动作发展

幼儿的精细动作主要分为手部动作和手眼协调动作两种类型，不同月龄段表现出不一样的运动发展特点。

（1）手部动作：25—36 月龄时，幼儿能够灵活地取放游戏材料，可以垒高 8—10 块积木，并尝试搭建桥、路等简单的建筑物；逐渐习得握笔、手部旋转、材料操作等比较复杂的精细动作。具体来说，25—30 月龄时，幼儿可以用手转动门把手，可以拧开瓶子、罐子的盖子，然后取出自己想要的东西。30—36 月龄时，幼儿的握笔姿势逐渐规范，喜欢拿着笔在纸上涂鸦；可以拿起安全剪刀进行剪纸活动，但使用剪刀的技巧仍不太熟练。

（2）手眼协调动作：30 月龄以后，幼儿开始学着成人的样子尝试练习折纸，能够将纸对折一次或几次；经过练习，幼儿可以完成折、压平等动作，并学会折正方形、三角形等基本形状。

（二）2—3 岁幼儿感知与动作保育要点

伴随着脑功能的日益复杂化，此阶段幼儿动作发展的特点是目的性、模仿性、灵活性、协调性、敏捷性、准确性等均显著增强。据此，该阶段幼儿的感知与动作发展目标是继续完善各类基本动作，并能在活动中综合运用这些动作技能。2—3 岁幼儿感知与动作发展的保育要点可参见表 4-2-1。

表 4-2-1　2—3 岁幼儿感知与动作发展的保育要点

月龄	保育要点
25—30 月龄	通过走、跑、钻、爬等综合性的活动来发展身体的控制与协调能力；通过扔、滚、转、折等手部动作的练习来提高手的控制力与灵活性
31—36 月龄	开展跳跃、投掷、攀爬、骑车等需要身体协作的综合性活动；鼓励幼儿使用安全剪刀、勺子、镊子等工具开展活动，提高手眼协调能力

二、2—3 岁幼儿感知与动作保育活动的组织与实施

在组织 2—3 岁幼儿感知与动作方面的保育活动时，可以围绕以下几方面展开。

（1）充分利用室内外安全和开放的活动场地开展锻炼，使幼儿掌握基本的粗大动作技能，如运用床垫、毯子、玩具箱、皮球等多种材料，发展幼儿的跑跳、攀爬、翻滚等动作技能。

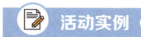 **活动实例**

母鸡下蛋（粗大动作）（24—36 月龄）

活动目的：

在夹夹走走中有意识地控制腿部力量，促进肢体的协调性。

活动准备：

音乐、即时贴、塑封"小鸡"（将小鸡玩具放入充了气的塑料袋中，作为大鸡蛋），以及各式各样的"蛋"（小皮球、海洋球和塑料仿真蛋等）。

母鸡下蛋

活动过程：

1. 导入

（1）伴随"母鸡和小鸡"的音乐进场。

（2）成人（出示很多鸡蛋）对幼儿说："母鸡可是很会下蛋的哦！看，这里有很多鸡蛋，我们一起来学学母鸡吧！"

成人（向幼儿演示）将鸡蛋夹在两腿中间，边走边说："咕咕咕哒，咕咕咕哒。母鸡下蛋了！"随后，双腿一松，让鸡蛋掉下。

幼儿自由尝试母鸡下蛋的过程（边念儿歌边游戏）。

2. 生小鸡蛋

播放音乐，让幼儿随着音乐的节奏摇摆。当音乐停时，成人可以说"咕咕咕哒，母鸡下蛋了"，让幼儿有意识地使鸡蛋掉下来。

关注：幼儿腿部夹球的部位以及球的类型。

3. 生大鸡蛋

成人出示大鸡蛋（充了气的塑料袋），对幼儿说："这里还有鸡蛋哦。看这个鸡蛋好大呀，能像我一样夹着走吗？"成人鼓励幼儿反复尝试，不气馁，坚持走到鸡窝里（将即时贴贴在地板上，表示鸡窝）。

4. 孵小鸡

（1）音乐停了，成人说："咕咕咕哒，母鸡下蛋了。看看自己的蛋都下在鸡窝里了吗？"

（2）母鸡孵小鸡了。成人坐在充了气的塑料袋上，数"1、2、3"，并用力地坐下去。在袋子破了之后，成人拿出小鸡。

（3）幼儿尝试自己孵小鸡，并将小鸡拿出来。

活动分析：

"鸡蛋"的大小差异对幼儿肢体的控制力和协调性会有不同的要求。对于"小鸡蛋"，需要幼儿有敏锐的感知觉，以探索物体位置差异对夹物行走稳定性的影响。对于"大鸡蛋"，要求幼儿将膝盖保持一定的曲度并适当控制力量。由于幼儿的身高、动作发展均有差异，因此，成人应根据幼儿的动作发展水平适时调整游戏难度。此外，成人需要科学安排幼儿粗大动作类活动的运动量，注意观察幼儿的面色、脉搏和呼吸等，适时调整活动强度。

模拟实训： 以小组为单位，准备材料，模拟组织活动。

（2）通过多样化的游戏形式来训练幼儿的手部动作，如通过玩串珠、捏橡皮泥、揉面、堆叠积木、剪纸等活动来促进幼儿精细动作的发展。

 活动实例

小动物找尾巴（精细动作）（31—36 月龄）

活动视频

小动物找尾巴

活动目的：

（1）促进手的控制力及手部小肌肉的力量。

（2）体验帮助小动物的快乐心情。

活动准备：

人手 1 份：红、黄、蓝三种颜色的连环扣各 3 个，并将材料放入小盘中；若干小动物的图片（在动物尾巴处打好小洞，见图 4-2-3）。

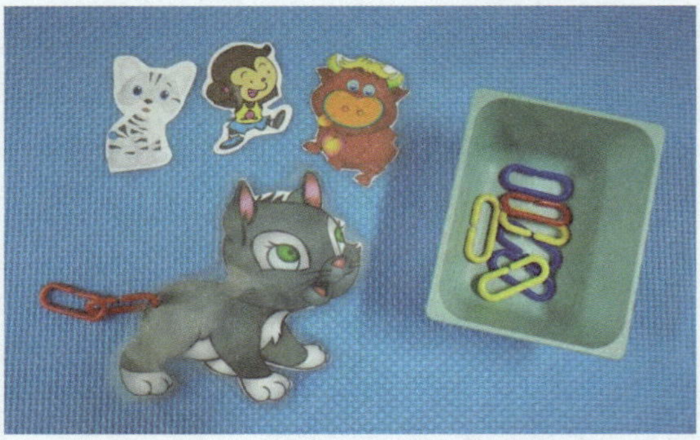

活动过程：

图 4-2-3　动物图片和连环扣

1. 故事导入

成人（边演示边讲述故事）："有一只小猫，出去捉老鼠，一不小心，小尾巴被门夹断了。尾巴不见了，小猫多伤心呀！让我们一起来帮帮它吧！"

成人提问："有什么好办法呢？"

2. 装尾巴

成人将小碗中的连环扣展示给幼儿看，引导幼儿用这些连环扣给小猫装一条新尾巴。成人边念提示语(一个躺下来,一个站起来,嘴巴对嘴巴,"啵"亲一口),边示范将连环扣逐个扣起来的方法。

成人让幼儿认一认不同的小动物,并提问:"它们都少了什么?"(尾巴)成人以此激发幼儿产生帮助这些小动物的愿望。

3. 帮助小动物

(1)成人分发材料,幼儿操作,给小动物装尾巴。

成人观察:幼儿是怎样连接连环扣的? 是否关注连环扣的颜色?

(2)成人提问:"你给谁装了尾巴? 它的尾巴是什么颜色的?"

4. 送小动物回家

成人请幼儿将小动物送回家,并归类摆放。

活动分析:

(1)在活动中运用建构玩具。连环扣是接插类建构玩具,幼儿可以在反复操作的过程中积累经验,从而促进手眼协调能力的发展,刺激感官发育。此连环扣比较小,对幼儿的手指抓握能力是个挑战。

(2)借助动物的拟人化形象。本活动贯穿于给小动物装尾巴的游戏情境中,以此激发幼儿的活动兴趣。

(3)成人为幼儿提供了3种颜色的连环扣,可引导幼儿关注颜色,并让他们将材料进行归类,然后有规律地连接连环扣,从而促进逻辑思维能力的发展。

> **模拟实训:**以小组为单位,准备材料,模拟组织活动。

(3)鼓励幼儿参与家庭劳动,如收拾玩具、剥橘子、剥蛋、叠衣服、递碗筷等。

(4)帮助幼儿积极感知周围环境,体验日常生活,如多让幼儿接触大自然,与水、泥、沙、草、花、树叶等自然界事物多互动。

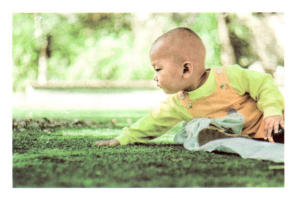

图 4-2-4　让幼儿探索大自然

三、2—3 岁幼儿感知与动作保育活动的观察要点

在组织与实施 2—3 岁幼儿感知与动作保育活动时，可以根据表 4-2-2 所列要点对幼儿实施观察。

表 4-2-2　2—3 岁幼儿感知与动作发展观察要点①

月龄	观察要点	
24—36 月龄	粗大动作	· 能攀爬低矮、垂直的梯子 · 能自己扶栏，双脚交替上下楼梯 · 能较灵活地边跑边躲避障碍物 · 能将球举过头顶扔向目标物 · 能用力朝指定方向踢球 · 能不扶物，单脚站立 1—2 秒钟 · 会骑多轮童车 · 能在高于地面约 10 厘米、宽约 25 厘米的木板上较平稳地行走 · 能双脚并拢从较低的台阶（距离地面约 10 厘米）上往下跳
	精细动作	· 能用玩具锤子、块状物较准确地敲击小木桩等物体 · 能双手配合连续穿几颗木珠 · 能用泥、面等做揉、压、搓、捏、拉的手部动作 · 能较好地用笔画线 · 会双手配合堆叠 8—10 块小木块 · 会初步使用安全剪刀剪纸 · 能将纸折叠变小

思考与练习

一、判断题

(1) 3 岁的幼儿已经能够快速奔跑，且不易摔跤。　　　　　　　　　　（　　）

(2) 2.5—3 岁的幼儿能跟随音乐、儿歌做模仿操，且动作较协调。　（　　）

① 上海市教师教育学院（上海市教育委员会教学研究室）.上海市 0—3 岁婴幼儿发展要点与支持策略（试行稿）［M］.上海：上海教育出版社，2024：36—40.

(3) 25—30 月龄的幼儿可以单脚站立 1—2 秒;30—36 月龄的幼儿可以单脚站立 5—10 秒。

（　　）

(4) 30 月龄的幼儿能熟练运用安全剪刀进行剪纸活动。　　　　　　　　（　　）

(5) 3 岁左右的幼儿已经能够动作流畅地将球抛出 2—3 米远。　　　　　（　　）

二、选择题

(1) 以下不适合作为锻炼 2—3 岁幼儿手部精细动作的活动是（　　）。

    A. 捏橡皮泥、剪纸　　　　　　　　　　B. 弹琴

    C. 串木珠　　　　　　　　　　　　　　D. 拧瓶盖

(2) 36 月龄左右的幼儿能（　　）。

    A. 连续跳跃

    B. 手扶栏杆双脚交替上下楼梯

    C. 熟练地用笔画画

    D. 用纸折动物

(3) （　　）的幼儿开始可以双脚同时离地完成跳跃动作。

    A. 25—30 月龄　　　　　　　　　　　B. 30—36 月龄

    C. 18—24 月龄　　　　　　　　　　　D. 13—18 月龄

(4) 在下列关于 2—3 岁幼儿精细动作发展的表述中，（　　）是正确的。

    A. 25—30 月龄时，幼儿可以用手转动门把手、拧开瓶盖

    B. 31—36 月龄的幼儿还不能拿起安全剪刀进行剪纸活动

    C. 36 月龄的幼儿不能垒高 8—10 块积木

    D. 36 月龄时，幼儿的精细动作水平已与成人相当

(5) 为了让 2—3 幼儿掌握基本的粗大动作技能，（　　）不是推荐使用的材料或活动方式。

    A. 利用床垫让幼儿练习翻滚

    B. 利用毯子搭建隧道，让幼儿练习爬行

    C. 用专门的幼儿攀爬设备或结构稳定的家具作为障碍物，让幼儿练习攀爬

    D. 让幼儿在水泥地上进行跑跳练习

三、简答题

(1) 简述 2—3 岁幼儿粗大动作和精细动作发展的特点。

(2) 简述 2—3 岁幼儿感知与动作保育要点。

四、综合实践题

(1) 模拟组织活动：在本学习活动中任选 1—2 个活动实例，按照其中的模拟实训要求，尝试

组织与实施保育活动。

（2）设计保育活动：根据 2—3 岁幼儿感知与动作保育要点，尝试设计保育活动。

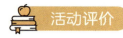 活动评价

学习活动评价表

评价维度	评价项目	分值（分）	评分（分）
知识	思考与练习（判断题、选择题、简答题）	20	
能力	思考与练习（综合实践题第一题）	20	
	思考与练习（综合实践题第二题）	20	
素养	职业精神、自我管理、团队协作、沟通表达	40	
总　分		100	
总结与反思			

2—3岁幼儿认知与探索活动的设计与组织

晨晨满30月龄了,他常会把家里的玩具拆得七零八落的,还喜欢趁爸爸妈妈不注意,爬上高高的柜子,或者钻进衣柜里,然后把衣柜和抽屉里的每一样东西都拿出来,还总是把妈妈的化妆品弄得一团糟。

想一想:晨晨为什么会有这样的行为? 保育人员及家长该如何开展适宜的保育活动?

2—3岁幼儿的感觉与知觉发展迅速,并逐渐趋于完善。同时,此年龄段幼儿正处于前运算阶段中的前概念期,标志着想象的初步萌芽。若能在此时对幼儿进行有针对性的认知教育,将可培养其良好的学习品质(如注意、思维、想象等方面),对幼儿未来的发展有着至关重要的作用。

一、2—3岁幼儿认知与探索保育知识

随着大脑神经发育的逐渐成熟,以及幼儿生活范围的逐步扩大,2—3岁幼儿的认知能力得到了快速发展。

(一) 2—3岁幼儿感知觉发展特点

1. 感觉

(1) 视觉:24月龄时,幼儿的视力可达到0.4—0.5,视敏度基本达到成人水平,追视和扫视的能力也逐渐发展;36月龄时,幼儿的视力普遍可达到0.6以上(其中有60%—70%的幼儿,其视力可达1.0左右)。此外,该阶段幼儿的立体视觉发育基本成熟。

(2) 听觉:25—36月龄时,幼儿听觉的注意力和敏锐性均有提高,可以分辨声音的高低,并具备了一定的远距离听觉;听觉理解能力增强,能够听懂并完成由两个步骤组成的指令;会反复听自己熟悉的、喜欢的乐曲或故事。

(3) 触觉:25—36月龄的幼儿能够感知事物的外部特征(如形状),能够通过触觉分辨出

物体的冷、热、软、硬等材料特性。

2. 知觉

（1）空间知觉：25—36 月龄的幼儿能认识并分辨方形、圆形、三角形等基本形状；空间概念开始发展，可以用积木搭桥，逐渐了解且能够辨别远与近、里与外的关系和差异。

（2）时间知觉：25—36 月龄的幼儿已形成最初的时间知觉，能够理解和表达"现在""等一会儿"等具有时间概念的词汇，也逐渐开始明白"马上"与"很久"的区别，但仍需要与具体的事件和情境联系，如通过周围自然环境的变化感知日夜、季节的转换，会将吃饭、睡觉等具体事件作为时间概念的依据和指标。

（二）2—3 岁幼儿注意发展特点

2—3 岁幼儿语言的飞速发展使注意活动进入了更高层次，注意的广度、稳定性、转移、分配都有了进一步发展，但无意注意仍占主导地位。影响幼儿无意注意的因素包括客观因素（刺激物的物理特性）和主观因素（幼儿兴趣）。刺激物的物理特性，如事物突然且显著的变化、鲜艳的色彩、强烈的声音以及独特的气味，都是引起幼儿无意注意的主要因素。因此，新鲜、亮丽、生动的刺激物容易引起幼儿的注意。从主观层面来看，符合幼儿兴趣的事物更容易引起幼儿的无意注意。这就是为什么幼儿可以较长时间地专注玩弄他喜欢的玩具，而对他不感兴趣的玩具不予理睬。需要注意的是，由于幼儿自身的气质和生理状态存在差异，他们的注意也会表现出不同的特点。

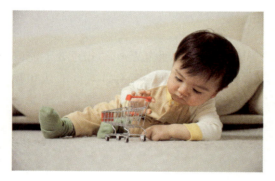

图 4-3-1　玩具购物车引起了幼儿的注意

（三）2—3 岁幼儿记忆发展特点

随着神经系统的逐渐成熟、生活经验的日益丰富及语言能力的迅速发展，2 岁幼儿的记忆呈现出以下两个特点：一是无意记忆占优势，有意记忆开始萌芽；二是机械记忆运用得更多，意义记忆开始逐渐发展（如幼儿开始尝试使用动作、语言等策略来帮助记忆）。记忆能力的发展主要体现在识记与保持、回忆与再认、记忆策略的使用三个方面。

（1）识记与保持——有意记忆开始萌芽：幼儿能够记住成人的简单指令与委托，还能够开始背诵一些简单的儿歌、古诗。

（2）回忆与再认：2 岁时，幼儿的回忆与再认能力开始萌芽。3 岁左右，幼儿能够回忆几十天甚至是几个月以前发生过的事情。记忆的显著特点是记得快，忘得也快。

（3）记忆策略的使用：2 岁以后的幼儿会使用动作、语言等多种策略来帮助自己记忆某件事情。

知识链接

幼儿记忆能力的发展策略

1. 模仿动物

模仿是幼儿将大脑中记忆的信息通过形象的动作表现出来的行为,模仿得越逼真,说明幼儿对事物的再现能力越强。成人可以带幼儿去动物园观看猴子、熊猫等动物,让幼儿模仿它们走路、挠痒痒、吃东西的样子,以训练幼儿对事物的回忆及再现能力。

2. 就故事提问

在活动初期,成人可以提一两个简单的问题,之后随着幼儿能力的提高,可以多提一些问题,以锻炼幼儿对事物记忆和重现的能力。例如,当讲完《龟兔赛跑》的故事后,成人可以问幼儿:"是谁和谁比赛? 谁赢了? 谁输了?"如果幼儿在回答成人的问题之后,还能够讲出故事中的一些情节就更好了。成人可在此时对幼儿进行适当的引导。

3. 帮成人记事情

成人可以向幼儿交代一些简单的任务和事情,让他尝试记住。例如,向幼儿交代:"明天要到外婆家玩,这是带给外婆的香蕉和饼干,你帮妈妈记住这两样东西,明天出门时,要提醒妈妈带上,好吗?"第二天出门时,成人可以让幼儿尝试回忆这件事。

4. 找物品

选择五六个幼儿熟悉的玩具,并当着幼儿的面,将玩具藏在家中不同的位置,然后让幼儿把它们找出来。

（四）2—3岁幼儿思维发展特点

3岁以前,幼儿的思维方式以直觉行动思维为主,随着年龄的增长,他们的具体形象思维也得到了一定的发展。2—3岁幼儿思维能力的发展主要体现在概念能力、判断与推理能力两个方面。

（1）概念能力。①类概念:2岁以后,幼儿开始能够按照功能与用途对物体进行分类,但不能说出分类的理由。3岁左右的幼儿非常喜欢"装扮"游戏,可以按照角色的不同对游戏中的物品、行为及情景进行较为清晰的分类。②数概念:2—3岁的幼儿在点数时,能够按照物体所在的位置由小到大报出数字,并且知道数字词汇与其他描述性词汇是不同的。③时间概念:2岁以后,幼儿的固定性时序概念开始萌芽,会将"吃饭""睡觉"等日常生活中有规律发生的事件作为时间参照,但还不能理解时序的内在关系,无法正确完成早、中、晚的时序排列任务。④空间概念:幼儿的图形分辨能力迅速发展,但方位知觉尚未发展成熟。

（2）判断与推理能力。幼儿的推理以"转导推理"的形式存在,即幼儿会将事物偶然存在的联系推及到另一事件上,进行一种非本质特征的判断与归纳。比如在动物园里,欢欢用手指着梅花鹿的角问爸爸:"如果每天在梅花鹿的头上浇水,那树枝一定可以长出树叶吧。"

(五) 2—3 岁幼儿想象发展特点

想象是人脑对已有表象进行加工改造,建立新形象的心理过程。表象是指个体所感知过的事物在头脑中保留的形象。人类的想象活动是借助于词汇实现的,是对已有的表象所进行的带有一定创造性的综合分析活动。根据有无预定目的,我们可将想象分为无意想象和有意想象。无意想象是指没有预定目的的,不自觉地产生的想象,即"胡思乱想";有意想象是指有一定目的的,自觉产生的想象。

新生儿没有想象能力,1 岁之前尚无想象活动。1—2 岁只有萌芽状态的想象活动,表现为他们能够把在日常生活中看到的某些简单的行为反映在自己的游戏中,如抱娃娃睡觉。3 岁左右,幼儿会开始玩带有简单主题和角色的游戏,幼儿在游戏中能够模仿成人社会的生活情节,比如将自己装扮成医生给病人看病。

简言之,3 岁以前的婴幼儿以无意想象为主,想象的内容比较简单,一般是对他所看到的成人或其他婴幼儿的某个简单行为的重复,属于再造想象的范围,缺乏创造性。

(六) 2—3 岁幼儿认知与探索保育要点

2—3 岁幼儿能够充分运用各种感官探索周围环境,有好奇心和探索欲;注意、观察、记忆、思维等认知能力得到进一步发展;具有初步的问题解决能力,有初步的想象力和创造力。2—3 岁幼儿认知与探索发展的保育要点可参见表 4-3-1。

表 4-3-1 2—3 岁幼儿认知与探索发展的保育要点

月龄	保育要点
25—30 月龄	接触大自然,倾听大自然中的声音,认识自然中常见的现象;发现和保护幼儿的好奇心和探索欲;提供丰富的物质材料,引导幼儿尝试进行分类、数数等认知活动
31—36 月龄	引导幼儿倾听与观察环境中的声音与现象;培养幼儿的专注力;感知物体的颜色、形状、数量,熟悉常用物品的名称和用途;在生活化的场景中,尝试区分和比较大小、多少、前后、里外等概念,培养比较与运算的能力

二、2—3 岁幼儿认知与探索保育活动的组织与实施

在组织 2—3 岁幼儿认知与探索方面的保育活动时,可以围绕以下几方面展开。

（1）提供各类安全的材料让幼儿探索，如小木片、夹子、小棒，以及可简单拆卸的废旧日用品、简易工具等，鼓励幼儿动手尝试操作，满足其探究欲望。

（2）通过摸摸、比比、说说，让幼儿感知物体的明显特征，如大小、形状、颜色等。

 活动实例

小雨伞（24—36月龄）

活动目的：

　　（1）在说说、贴贴、画画中感知图形及其变化。

　　（2）通过感受纸张的变化激发操作兴趣。

小雨伞

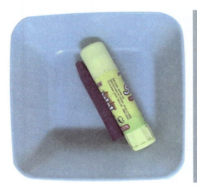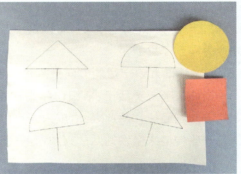

图4-3-2　活动材料

活动准备：

　　每人一套：一幅底板画、不同颜色的圆形和方形纸片、蜡笔、固体胶。

活动过程：

　　1. 感知图形，引发兴趣

　　（1）成人出示圆形的纸片，引导语：“看看谁来了，它叫什么名字呢？”

　　（2）成人将圆形纸片对折（或对半撕开），引导语：“圆形宝宝变变变（将圆形对折或撕开）看！它变成了什么图形？（两个半圆形）对了！那么半圆形像什么？（小船）小船小船开呀开。”

　　（3）成人出示方形的纸片，将它对折（或对半撕开），变成了两个三角形，引导语：“变把小枪，啪啪啪。”

　　2. 图形变变变，感知变化

　　（1）（边操作边演示）成人出示底板画面（三角形、半圆形的轮廓），引导语：“看一看，我变出了什么？”成人请个别幼儿上来把三角形和圆形贴在底板上。

（2）成人边念儿歌边画伞柄，引导语："怎么变出伞的？"

儿歌示例：哗啦啦下雨了，快快撑起小雨伞。

3. 动手操作

（1）成人提供材料，引导幼儿自己尝试折纸、撕纸，并用语言或动作为幼儿进行示范。成人观察幼儿折纸、撕纸时的动作，可辅助个别能力弱的幼儿完成。

（2）成人念儿歌，引导幼儿用蜡笔从上往下画竖线。

活动分析：

（1）在折纸游戏中感知图形的变化。在幼儿尚不能运用语言、绘画进行想象表达之前，可以通过折纸、"过家家"等游戏来锻炼其想象能力。当幼儿的能力已从撕纸过渡到折纸时，他们的思维便从无意识渐渐转化到了有意识。此外，通过折纸还能发展幼儿的感知觉，促进幼儿对图形的认知。例如：当方形变成三角形时，可以是三角形的枪、积木等；当圆形变成半圆形时，可以是小船、西瓜等。在游戏的过程中，幼儿对图形的感知能力得到了发展。

（2）尝试让幼儿以一定的方向画竖线。当幼儿能够用笔来回画出更多线条时，说明他们手指的关节更灵活了，精细动作正在逐步发展。这时候，成人可以让幼儿尝试以一定的方向画竖线。除此之外，成人还可以帮助幼儿进行画横线的练习。成人可以通过创设一些情境来激发幼儿的兴趣，如开小汽车、两个动物手拉手等。

> **模拟实训：**以小组为单位组织活动，模拟引导幼儿感知图形。

（3）通过让幼儿将物品放在不同的位置来引导他感知空间方位的变化。

 活动实例

躲猫猫（25—30 月龄）①

活动目的：

（1）帮助幼儿分辨里和外。

（2）激发幼儿感知空间方位的兴趣。

活动准备：

装有多种物品的纸箱。

---

① 陈刚. 婴幼儿早教经典活动 16 例[M]. 上海：华东师范大学出版社，2015：29.

活动过程：

（1）玩具动物躲起来。成人将玩具小动物藏在纸箱的里面或外面，让幼儿去找它们，还可以变换小动物的位置反复进行游戏。此外，成人也可以让幼儿藏玩具小动物，提高幼儿感受里外方位的兴趣。

（2）宝宝躲起来。成人引导幼儿把自己藏在大纸箱里。当幼儿躲好之后，成人问幼儿："宝宝你在哪里？"然后引导幼儿说："我在箱子里。"

活动分析：

若没有纸箱，成人可以利用毯子让幼儿感知里外。具体做法为：两名成人分别拉住毯子的两头，使毯子变成隧道，然后让幼儿以开火车的形式钻隧道，感知里外的方位。25—30月龄是幼儿里外方位知觉发展的关键期，成人要创设条件，帮助幼儿正确分辨这组方位概念。里外是空间方位知觉的重要组成部分，对幼儿日后学习几何、绘画等知识技能均有重要作用。

模拟实训：以小组为单位组织活动，模拟引导幼儿感知里外方位。

（4）提供观察事物的机会，让幼儿在游戏中感知因果关系。例如：拍球的力气越大，球弹得越高；敲击不同的物体，会发出不同的声音。

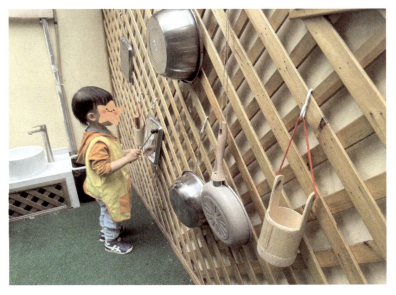

图4-3-3　幼儿敲击物体，探索不同的声音

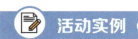
活动实例

大猫和小猫（24—36 月龄）

活动目的：

　　尝试用小铃、沙球及自制乐器等表现声音的大小。

活动准备：

　　大猫和小猫的图片、小沙球、瓶子、白扁豆、小珠子、小铃、小勺若干。

大猫和小猫

活动过程：

　　1. 感知、听辨

　　（1）成人出示大猫和小猫的图片，模仿猫的叫声并问幼儿"谁在叫"。

　　（2）成人带领幼儿一起倾听音乐《大猫和小猫》，引导语："谁的声音大？谁的声音小？"幼儿尝试辨别声音的大和小。

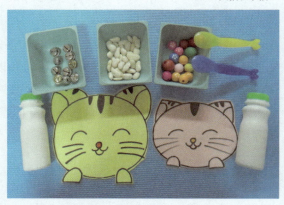
图 4-3-4 　活动材料

　　2. 表达表现

　　（1）成人出示大猫和小猫的图片，鼓励幼儿用声音模仿大猫和小猫。

　　（2）成人分发沙球（人手两个），引导语："怎样用沙球表现大猫和小猫的声音？"

　　（3）成人播放音乐，引导幼儿用沙球表现大猫和小猫的声音。

　　3. 制作乐器

　　（1）成人出示瓶子、小勺、白扁豆、小铃、小珠子等材料，引导语："小瓶子也想学小猫唱歌，试试怎么让小瓶子有声音？"

　　（2）成人分发一只瓶子和一把小勺（每人一份），幼儿自由选择白扁豆、小铃、小珠子，并将其装进瓶中。

　　（3）成人播放音乐，幼儿有节奏地摇晃瓶子并跟着音乐摇摆。

活动分析：

　　（1）感受、听辨、表达表现。幼儿喜欢动物，因此通过大猫、小猫的形象和叫声来让幼儿感知、听辨声音的大与小，能激发幼儿的活动兴趣。当幼儿能够分辨声音的大与小时，成人可将其已有的经验进行迁移，让他们借助语言、动作、乐器等不同的形式加以表现出来，感受节奏。

　　（2）通过制作乐器环节，促进幼儿各方面能力的发展。幼儿用小勺将白扁豆、小铃、小珠子放入瓶中,其双手的协调配合能力得到了发展。在摇一摇、听一听中,他们能够感受不同材质的物体被放入瓶中所产生的声响,从而引发探索周围声音的好奇心。在家庭中,家长可以尝试用生活中常见的物品为幼儿制作合适的小乐器。

> 模拟实训:以小组为单位组织活动,模拟引导幼儿感知声音。

（5）引导幼儿在生活中认识数字,如电话号码、门牌号码等。同时,鼓励幼儿多玩套叠、拼图、建构等游戏。

（6）告诉幼儿家庭成员的名字、称谓及其之间的简单关系,如知道外婆是妈妈的妈妈,奶奶是爸爸的妈妈等。

（7）利用照片、视频等经常与幼儿分享家庭生活中的一些有趣、特别的事件。

三、2—3 岁幼儿认知与探索保育活动的观察要点

在组织与实施 2—3 岁幼儿认知与探索保育活动时,可以根据表 4-3-2 所列要点对幼儿实施观察。

表 4-3-2　2—3 岁幼儿认知与探索发展观察要点[①]

月龄	观察要点
24—36 月龄	· 能说出常见物品的多种颜色,能根据要求在一堆积木中找出指定颜色的积木 · 能分辨生活中和自然界中的各种声音,如门铃声、冲水声、下雨声、雷声等 · 能仅凭触觉辨识熟悉的物品,如不用看就能从布袋中摸出指定的物品 · 能认识常见动物的习性,如知道小狗爱吃肉骨头、小猫爱吃鱼 · 有一定的专注力,同一种游戏能专心地玩一会儿 · 能记起近期发生的一些事,如会说"爸爸妈妈带我去公园玩了""大象鼻子长长的" · 会指认最基本的图形,如圆形、方形、三角形

① 上海市教师教育学院(上海市教育委员会教学研究室).上海市 0—3 岁婴幼儿发展要点与支持策略(试行稿)〔M〕.上海:上海教育出版社,2024:36—40.

(续表)

月龄	观 察 要 点
24—36 月龄	· 能唱数到 10,手口一致地数 1—3,会 3 以内的按数取物 · 了解物品的大小关系,知道大杯子不能放到小杯子里面,而小杯子则可以放到大杯子里面 · 能辨别上下、里外等方位,能根据方位指令找到相应物品 · 会对物品进行初步归类,如收拾玩具时,会根据日常惯例按类摆放 · 会探究容器打开的合适方法,如寻找包装的封口处 · 能分辨"一个"和"全部",如在一堆球中,能按指令拿出一个球或按指令拿出全部球 · 知道家里人的名字和简单的情况,在需要的时候能说出爸爸妈妈的名字或居住地的小区名、路名、村名等 · 能模仿节奏的强弱、快慢,能跟着成人打出快和慢的节奏,能学着成人重重地敲和轻轻地敲 · 出现多种音乐表现,会唱较短的整首歌曲,能跟随音乐、儿歌做模仿操 · 喜欢用泥巴、彩泥、粗短的笔等各种材料或工具进行美工活动,为自己的作品命名,如能用橡皮泥做出简单的作品,并说出其名称 · 用积木进行简单的拼搭,并为作品命名,如将积木垒高或连接成简单的物体形状,并说它是高楼或火车等 · 会进行角色扮演,假装自己是爸爸、妈妈、医生等,出现简单的游戏情节 · 在游戏中会使用替代物,如把凳子当作汽车、把瓶子当作电话机、把手指当作牙刷等

思考与练习

一、判断题

(1) 2—3 岁幼儿注意的特点是有意注意开始占主导地位。　　　　　　　　　(　　)

(2) 想象是人脑对已有表象进行加工改造,建立新形象的心理过程。　　　　(　　)

(3) 3 岁左右的幼儿能够回忆几个月以前发生过的事情,但记忆的特点是记得快,忘得也快。

　　　　　　　　　　　　　　　　　　　　　　　　　　　　　　　　(　　)

(4) 2—3 岁幼儿的思维方式主要是直觉行动思维,具体形象思维尚未发展。(　　)

(5) 25—36 月龄的幼儿能分辨出方形、圆形、三角形等基本形状。　　　　(　　)

二、选择题

(1) 影响幼儿无意注意的因素有(　　　)。
　　A. 鲜艳的色彩
　　B. 强烈的声音
　　C. 独特的气味
　　D. 以上都是

(2) 3 岁以前,幼儿的思维方式以(　　　)为主。
　　A. 直觉行动思维
　　B. 具体形象思维
　　C. 抽象逻辑思维
　　D. 以上都不是

(3) 3 岁左右的幼儿能唱数到(　　　)。
　　A. 5
　　B. 6
　　C. 8
　　D. 10

(4) 家长可以在生活中帮助幼儿认识数字,如进行(　　　)等活动。
　　A. 喝水
　　B. 穿衣服
　　C. 收拾玩具
　　D. 认识电话号码、门牌号码

(5) 3 岁左右的幼儿能(　　　)。
　　A. 说出常见物品的多种颜色,并能根据要求在一堆积木中找出指定颜色的积木
　　B. 理解并应用复杂的数学概念,如"分数"
　　C. 区分上下、左右,并能根据方位指令找到相应物品
　　D. 手口一致地数 1—5

三、简答题

(1) 简述 2—3 岁幼儿认知发展的特点。
(2) 简述 2—3 岁幼儿认知与探索保育要点。

四、综合实践题

(1) 模拟组织活动:在本学习活动中任选 1—2 个活动实例,按照其中的模拟实训要求,尝试组织与实施保育活动。

（2）设计保育活动：根据 2—3 岁幼儿认知与探索保育要点，尝试设计保育活动。

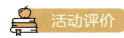 活动评价

学习活动评价表

评价维度	评价项目	分值（分）	评分（分）
知识	思考与练习（判断题、选择题、简答题）	20	
能力	思考与练习（综合实践题第一题）	20	
	思考与练习（综合实践题第二题）	20	
素养	职业精神、自我管理、团队协作、沟通表达	40	
总　分		100	
总结与反思			

2—3岁幼儿语言与沟通活动的设计与组织

优优刚满28月龄。一天,妈妈问他:"你要吃草莓,还是橘子?"优优回答:"橘子。"妈妈又问他:"要橘子,还是要草莓?"优优回答:"草莓。"于是,妈妈就把两种水果都给了他。优优推开了草莓,吃起了橘子。

想一想:优优为什么会有这种表现?针对幼儿的语言发展情况,保育人员及家长可以开展哪些保育活动?

随着幼儿思维活动的初步发展,幼儿的语言运用能力和词汇量都大大提升。他们不仅乐于表达,而且也喜欢倾听他人讲话,语言表达因此变得更为流畅自然。在这一阶段,成人应将促进幼儿口语发展视为保育活动的重要组成部分,鼓励幼儿大胆表达自己的需求和想法。

一、2—3岁幼儿语言与沟通保育知识

(一)2—3岁幼儿语言发展特点

2—3岁是幼儿语言发展的关键期,他们在语音、词汇、语用技能等方面都有了显著的发展。

(1)语音:25月龄以后,幼儿能够发出更多的元音和辅音,发音困难的现象逐渐减少,但有些幼儿可能仍无法很准确地发出"g、k、h"等辅音。

(2)词汇:25—30月龄的幼儿对组词和造句有浓厚的兴趣,喜欢将不同的词汇组合在一起运用,并通过观察与模仿习得生活中的常用词汇。到36月龄时,幼儿能够理解和掌握的词汇量是24月龄时的3倍左右。25—36月龄时,幼儿开始逐渐理解和掌握形容词、副词、介词、量词、助词等多种类型的词汇,但仍以名词、动词的使用为主。

(3)语用技能:在语言表达方面,25—30月龄的幼儿喜欢自言自语,语言的概括和调节能力不断提升。31—33月龄时,幼儿语言的自我调节能力继续发展,自言自语的现象逐渐减少。此外,在语言表达时,他们常会出现"破句现象",可能会结巴,也可能会在不该换气的地方换气。在语言交流方面,25—30月龄的幼儿经常会使用接尾策略,即不管实际情况如何,只选用问句末尾的词作答。这种现象一般要持续到36月龄左右才会逐渐消失。25—36月

龄时,幼儿的言语功能逐渐增强,他们的语言交流开始包含回答、提问、问候、告知、命令、争执、请示等多种功能。

> **发展警示** ⚠️
>
> 2—3 岁:不能指着熟悉的物品说出它的名称;不能说出包含 2—3 个词的句子。

(二) 2—3 岁幼儿语言与沟通保育要点

在幼儿 2—3 岁时,成人应引导幼儿对声音和语言感兴趣,学会正确发音;学会倾听和理解语言,逐步掌握词汇和简单的句子;学会运用语言进行交流,表达自己的需求;愿意听故事、看图书,初步发展早期阅读的兴趣和习惯。2—3 岁幼儿语言与沟通发展的保育要点可参见表 4-4-1。

表 4-4-1 2—3 岁幼儿语言与沟通发展的保育要点

月龄	保育要点
25—30 月龄	丰富幼儿对词类的记忆与理解,如名词、动词、形容词、代词等;支持幼儿与成人、同伴用语言交流;提供语言示范的榜样;重视口语表达习惯的养成,如鼓励幼儿自己看书、听故事,并复述故事内容等;传授礼貌的交往技能和沟通技巧
31—36 月龄	重视语言表达与思考能力的培养,如创设问题情境;提供简单易懂、情节多重复的图画书,以及阅读和复述表达的机会

> **知识链接**
>
> #### 为幼儿提供绘本的注意事项[1]
>
> 成人在提供绘本时,需注意:①在材质上,应注重选择多种触感的绘本。②在外形设计上,应选择设计新颖独特、造型奇异有趣、色彩鲜艳灵动的绘本。③在环境布置上,可将绘本摆放于幼儿容易关注到的位置,如:纵向位置上的上层和中层,即在幼儿视线所及的范围内;横向位置上的左边和中间,即按照从左到右的阅读顺序。

---

[1] 刘健,支娜,张颖,等.2—3 岁婴幼儿绘本选择偏好影响因素分析[J].学前教育研究,2016(7):50—57.

二、2—3岁幼儿语言与沟通保育活动的组织与实施

在组织2—3岁幼儿语言与沟通方面的保育活动时,可以围绕以下几方面展开。

（1）鼓励幼儿表达,如在与同伴交往之后,引导幼儿说出玩伴的名字、用词语描述对玩伴的感情等。

（2）提供照片、视频等,引导幼儿分享生活中的一些有趣、特别的事件。

（3）提供阅读的环境与机会,让幼儿在成人的怀抱中或在成人身边靠着,以舒服的方式进行阅读。

（4）以幼儿喜爱的阅读方式讲故事。

（5）引导幼儿阅读图画书,学习一页一页地翻书。

（6）引导幼儿重复讲短小有趣的故事,复述其中优美的词、句、对话;让幼儿根据故事模拟人物对话;在多次重复阅读后,鼓励幼儿讲给成人听。

 活动实例

洞洞画（31—36月龄）

活动目标：

　　通过观察局部画面,引发幼儿大胆猜测,促进其认知、语言、观察能力的发展。

洞洞画

活动准备：

（1）皮毛为黑白色且为幼儿所熟悉的动物卡片（如熊猫、斑点狗、斑马、奶牛等）。

（2）三张黑色卡纸,上面分别有一个小洞、一个大洞以及若干个小大不一的洞。

活动过程：

（1）成人将三张黑色卡纸覆盖在一张动物卡片上,引导语:"宝宝你看,黑色的卡纸下面藏着一只动物,猜猜会是谁呢?"

（2）成人通过提问引发幼儿大胆猜测,引导语:"你从这个小洞里看到了什么? 它是什么颜色的? 谁会有着白色的皮毛呢?"待幼儿回答后,成人肯定他们的想法。成人将小洞卡纸拿掉,露出大洞卡纸,通过提问继续引发幼儿猜测,引导语:"宝宝看,洞洞变大了,你又看到了什么? 原来是黑色和白色,那会是什么动物呢?"成人将大洞卡纸拿掉,露出了若干个大小不一的洞,并进一步鼓励幼儿猜测,引导语:"宝宝看,洞洞变多了,看得更清楚了,这会是什么动物呢?"成人将黑色卡纸拿掉,将动物画面呈现在幼儿面前,引导语:"究竟是什么动物呢? 让我们一起来看看吧!"

（3）成人更换动物卡片,反复进行游戏。

活动分析：

在此月龄段，幼儿已能够说出常见的 20 多种动物的名称。通过洞洞画的呈现方式，可以引发幼儿关注动物显著的外部特征。在组织该活动前，成人可以协助幼儿积累一些关于具有黑白色皮毛动物的认知经验。通过这样的准备，当活动正式开展时，幼儿便能更好地参与并理解，从而取得理想的活动效果。在活动进行的过程中，成人要注意引导幼儿学会观察画面，并能捕捉画面信息。同时，成人也可以通过提问的方式，引导幼儿大胆猜测，活跃其思维，促进幼儿语言表达能力的发展。例如，成人可以说："皮毛是黑白色的动物可能会是谁？是奶牛——"

> **模拟实训：**以小组为单位，设计引导语，模拟组织活动。

（7）借助玩偶或小道具，引导幼儿与成人进行情节简单的扮演游戏。

 活动实例

萤火虫（24—36 月龄）①

活动目的：

（1）认识萤火虫，理解并学念儿歌《萤火虫》。

（2）能够边念儿歌边做动作。

（3）体验与同伴一起学唱儿歌的乐趣。

活动准备：

萤火虫的卡通图片、儿歌《萤火虫》（含动作说明）。

活动过程：

（1）成人出示图片，用简单的语言描述画面，帮助幼儿认识萤火虫。

引导语 1："在画面上看到了什么？"

引导语 2："在夏天的晚上，有一种会发光的虫子，常常在水草边或潮湿的地方飞舞，这就是'萤火虫'。"

（2）带着幼儿有节奏地念儿歌。

引导语："今天我们来念一念儿歌《萤火虫》，听听小女孩对萤火虫说了什么。"

---

① 张星星.0—3 岁婴幼儿托育课程设计（上册）[M].上海：复旦大学出版社，2022：349.

（3）成人再读一遍儿歌《萤火虫》，带着幼儿逐句念并辅以相应的动作。

（4）成人邀请幼儿进行集体表演或个别表演。

儿歌示例：

萤火虫

萤火虫，夜夜红，（左手叉腰，右手食指根据节奏向前点几下）

飞到西，飞到东，（双手做飞的动作，两边各摇晃一下）

给我做盏小灯笼。（两手先平放于胸前，再向前伸出，并将手掌摊开）

活动分析：

成人采用提问、图示等方法，帮助幼儿理解儿歌的内涵；同时还辅以动作和表演，这不仅能激发幼儿的兴趣，而且能促进他们对儿歌内容的记忆。此外，成人可以提供黑色或深蓝色的图画纸作为夜空，引导幼儿用黄色或红色的皱纹纸制作萤火虫，并将其粘贴在"夜空"中，以此帮助幼儿练习撕纸和粘贴的技能。

> **模拟实训：** 以小组为单位，模拟组织活动。

三、2—3 岁幼儿语言与沟通保育活动的观察要点

在组织与实施 2—3 岁幼儿语言与沟通保育活动时，可以根据表 4-4-2 所列要点对幼儿实施观察。

表 4-4-2　2—3 岁幼儿语言与沟通发展观察要点[①]

月龄	观察要点
24—36 月龄	·能基本理解日常的生活用语 ·能听辨生活中熟悉的人所说的方言 ·能听懂两个以上连续动作的指令，并会按要求执行，如能听懂"把玩具收好放到筐里，去洗手"的指令并执行 ·能理解更多词语，如："马上""慢"等表示时间的词，"漂亮""干净"等形容词

---

① 上海市教师教育学院（上海市教育委员会教学研究室）.上海市 0—3 岁婴幼儿发展要点与支持策略（试行稿）［M］.上海：上海教育出版社，2024：36—40.

(续表)

月龄	观 察 要 点
24—36 月龄	· 能用"坐下来"等短句简单描述凳子、椅子等日用品的用处 · 看到医生、警察等职业的着装,能正确说出这些常见职业的名称 · 词汇量大量增加,会用"红的""圆的""甜的""大的"等词语描述物体的颜色、形状、味道等特征 · 能使用"我""你""他""这""那"等代词 · 会说"一个""一把"等量词 · 会说由三个词组成的简单句,如"我看到猫" · 会主动使用"谢谢""再见"等礼貌用语 · 会说出自己的姓名、年龄、性别、喜欢的人或物品 · 会主动用语言表达自己的需要,如"我要小便" · 能模仿成人说出由 4—5 个词组成的句子,如"啊呜,啊呜,吃苹果" · 经常使用疑问句,如"这是什么""为什么"等 · 会说一些比较复杂的句子,如"我和妈妈一起去公园玩" · 能记住一些主要的故事情节,听到熟悉的故事,会问一些与画面有关的问题 · 喜欢模仿故事中反复出现的词或短句 · 能背诵熟悉的、简单的儿歌 · 喜欢自己看一会儿书 · 能逐页翻书,理解简单的故事情节 · 有初步的阅读习惯,如看完后将书合拢,并放回原处

思考与练习

一、判断题

(1) 成人应鼓励 2—3 岁的幼儿自己看书、听故事,并复述故事的内容,初步发展早期阅读的兴趣和习惯。　　　　　　　　　　　　　　　　　　　　　　　　　　　（　　）

(2) 2 岁幼儿能够清晰地发出所有辅音。　　　　　　　　　　　　　　　　　（　　）

(3) 25—30 月龄的幼儿喜欢自言自语,这是语言自我调节能力发展的表现。　（　　）

(4) 31—36 月龄的幼儿已经能够理解并使用一些礼貌用语,如"谢谢"和"再见"。（　　）

(5) 25—30 月龄的幼儿还不能使用由七八个词组成的句子并进行简单叙述。 　　　　　　　（　　）

二、选择题

(1) （　　）月龄左右的幼儿经常会问"这是什么""为什么"等问题。

A. 16　　　　　　　　　　　　　　　　B. 18

C. 24　　　　　　　　　　　　　　　　D. 36

(2) 在为 2—3 岁幼儿选择图画书时,成人应重点关注图画书的（　　）。

A. 材质、外形设计、故事内容

B. 价格、页数和作者

C. 故事内容、插图和文字数量

D. 出版年份、出版社和推荐年龄

(3) 25—30 月龄的幼儿在进行语言交流时,通常使用（　　）策略。

A. 接尾　　　　　　　　　　　　　　　B. 重复

C. 模仿　　　　　　　　　　　　　　　D. 问答

(4) 36 月龄左右的幼儿能够使用（　　）等词。

A. "你""我""他"

B. "如果""但是"

C. "和""跟"

D. "很""最"

(5) 在下列关于 2—3 岁幼儿语言发展特点的表述中,不正确的是（　　）。

A. 词汇量迅速增加

B. 会背诵简单的儿歌

C. 会说结构复杂的句子,且能使用复杂语法

D. 能够理解和表达基本的社交规则

三、简答题

(1) 简述 2—3 岁幼儿语言发展的特点。

(2) 简述 2—3 岁幼儿语言与沟通保育要点。

四、综合实践题

(1) 模拟组织活动:在本学习活动中任选 1—2 个活动实例,按照其中的模拟实训要求,尝试组织与实施保育活动。

(2) 设计保育活动:根据 2—3 岁幼儿语言与沟通保育要点,尝试设计保育活动。

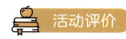 **活动评价**

学习活动评价表

评价维度	评价项目	分值(分)	评分(分)
知识	思考与练习(判断题、选择题、简答题)	20	
能力	思考与练习(综合实践题第一题)	20	
	思考与练习(综合实践题第二题)	20	
素养	职业精神、自我管理、团队协作、沟通表达	40	
总　分		100	
总结与反思			

2—3 岁幼儿情感与社会活动的设计与组织

浩浩,29 月龄,经常发脾气,一有不如意就大喊大叫,有时还会在地上打滚。比如,奶奶帮他拿错了水杯,他就不乐意了。他把杯子一扔,就坐在地上发脾气。另外,浩浩还总是和家长"作对",妈妈说东,他偏往西。

想一想:浩浩为什么会有这样的行为? 保育人员及家长该如何正确引导?

2—3 岁幼儿的自我中心意识迅速发展,他们开始更加有主见,并时常对成人的指示和决定表现出反抗。幼儿具备了更多的社会交往技能,且会对不同的交往对象表现出不同的行为反应。因此,该阶段是发展幼儿积极情绪和良好社会交往能力的关键时期。

一、2—3 岁幼儿情感与社会保育知识

(一) 2—3 岁幼儿情绪情感发展特点

随着认知能力和语言能力的发展,2—3 岁幼儿的情绪情感也得到了快速发展,具体表现在情绪表达、情绪理解和情绪调节三个方面。

(1) 情绪表达:2 岁以后的幼儿能使用语言表达自己的情绪感受,经常会表现出"小气"的负面情绪。

(2) 情绪理解:2 岁以后,幼儿能够较正确地识别他人的面部表情,能够简单地解释情绪产生的原因,并能将情绪与引发情绪的情境联系起来。2—3 岁的幼儿已经可以通过观察周围人的情绪变化来对他人的行为做出预测。

(3) 情绪调节:2 岁左右,幼儿开始进入人生的第一个"反抗期"。2 岁以后,幼儿开始

小讨论

君君刚入托育园,保育人员发现他经常会把大拇指放在嘴里啃。当保育人员提醒他时,他会立即把手拿出来。可当保育人员一不注意,他就又开始悄悄啃手指了。他的大拇指都被啃破皮了。君君啃手指和他的情绪状态有关吗? 保育人员该如何引导?

能够使用一些情绪调节策略来控制自己的情绪，尤其是在负面情绪的管理方面。

知识链接

幼儿积极情绪的培养

积极、愉快的情绪是幼儿身心健康发展的重要条件。要想培养幼儿的积极情绪，可以从以下几方面入手。

（1）建立合理的生活制度，丰富生活内容。

（2）与幼儿建立亲密的情感联系。

（3）教会幼儿基本的生活技能。

（4）丰富幼儿的生活，创造良好的生活环境。

（5）以自身良好的情绪感染幼儿。

（6）细心观察幼儿的情绪表现，注意个体差异。

（二）2—3岁幼儿个性与社会性发展特点

2—3岁幼儿的活动范围不断扩大，结交了更多的新伙伴，能够与环境和他人进行更为频繁的交往、互动，进而呈现出与先前阶段不同的特点。

1. 自我意识

这一阶段，幼儿的自我意识开始萌芽。2岁以后，幼儿能够逐渐学会使用"我"来称呼自己，这标志着幼儿自我意识的产生。与此同时，幼儿也进入了人生中的第一个"反抗期"，开始说"不"。

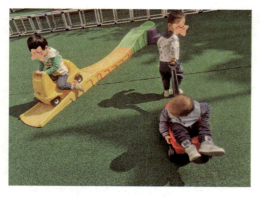

图 4-5-1   幼儿在游戏活动中进行互动

2. 依恋

2—3岁幼儿已步入目标调整的伙伴关系阶段，具体表现在幼儿能够理解影响成人行为的因素。比如，幼儿虽然不愿意与母亲分离，但是他知道母亲有工作，所以即便不愿意接受，也不得不让母亲离开，同时他也相信母亲下班后会回来。

3. 同伴交往

在该阶段，幼儿间出现了更为复杂的社交行为，互动也更为频繁。例如：一个幼儿躲藏，另一个寻找;一个跑,另一个追。① 此外,根据帕顿对游戏行为的分类,非社会性是 2—3 岁幼儿游戏的显著特点,即幼儿以独自游戏或平行游戏(幼儿在同伴身边或附近独自进行游戏,彼此不参与对方的游戏)为主。在游戏的过程中,幼儿有时也会出现打架、争抢等攻击性行为。

小讨论

帕顿根据幼儿在游戏中的社会交往水平,将幼儿的游戏行为分为六类。请查阅资料,说说具体有哪六类。

发展警示 ⚠

2—3 岁:不能与同伴交流、游戏;不能玩"过家家"等角色扮演游戏;不能用语言来表达自己的需求和情绪状态。

(三) 2—3 岁幼儿情感与社会保育要点

2—3 岁幼儿开始能够建立安全感,并逐渐能够理解和表达情绪;有初步的自我意识,情绪和行为的自我控制能力逐步发展;能与成人和同伴积极互动,发展初步的社会交往能力。2—3 岁幼儿情感与社会的保育要点可参见表 4-5-1。

表 4-5-1　2—3 岁幼儿情感与社会发展的保育要点

月龄	保育要点
25—30 月龄	分辨人在日常生活中的基本情绪;指导幼儿遵守规则;通过游戏帮助幼儿正确认识自己的性别
31—36 月龄	体验不同情绪,鼓励幼儿表达情绪;引导幼儿控制情绪;引导幼儿遵守基本的社会行为规范;帮助幼儿建立主动交往的意识

二、2—3 岁幼儿情感与社会保育活动的组织与实施

在组织 2—3 岁幼儿情感与社会方面的保育活动时,可以围绕以下几方面展开。

---

① 李晓巍.学前儿童发展与教育[M].上海:华东师范大学出版社,2018:264.

（1）在与幼儿共同生活和活动的过程中，对幼儿说出明确的期望与具体的活动要求。

（2）用简单易懂的语言，和幼儿一起讨论错在哪里、制定规则的原因、不遵守会引起的后果，从而帮助幼儿逐渐理解、接受和遵守规则；当幼儿出现错误行为时，应采取温和的方式对其进行教育，逐步让幼儿建立规则意识，明辨是非。

 活动实例

一个接一个（24—36 月龄）

活动目的：

（1）知道排队的重要性，学会正确的排队方法。

（2）养成自觉排队的好习惯，懂得与同伴友好相处。

活动准备：

关于排队的 PPT 或视频。

活动过程：

（1）成人播放关于排队的 PPT 或视频，引导语："画面中的人为什么要排队？"（幼儿回答）

（2）成人进一步提问，引导语："我们应该怎样排队？"（幼儿回答）

成人小结："我们要一个接一个，排整齐、不拥挤、不插队。"

（3）成人启发幼儿思考不排队的后果，引导语："宝宝们，如果我们不排队会怎么样？"（也可结合具体情境，如玩滑梯不排队、接水不排队、下楼梯不排队等）

（4）成人再次总结排队要点。

（5）成人引导幼儿按照总结的要点排队接水（也可结合其他需要排队的情境），让幼儿亲身体验如何正确排队。

活动分析：

对于保育人员来说，除了组织上述活动之外，还可以通过环境的提示（如在水桶前方的地面上贴小脚丫标识等），给予幼儿隐性指导。

模拟实训：以小组为单位，模拟组织活动。

（3）通过创设情境来让幼儿体验不同的情绪，并利用行为示范引导幼儿分辨日常生活中的基本情绪。

（4）利用与情绪有关的图画书，帮助幼儿习得情绪管理的相关策略。

📝 **活动实例**

情绪脸谱（25—30 月龄）①

活动目的：

（1）引导幼儿区分他人不同类型的情绪，如高兴、难过、惊喜、生气、害怕、厌恶等。

（2）在了解他人情绪体验的基础上，能够简单移情，如在他人难过时表示自己也很难过，促进幼儿社会性的发展。

活动准备：

表示人物不同情绪的卡片（包括高兴、好奇、生气、伤心、惊讶等）。

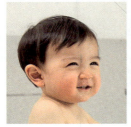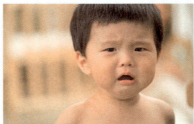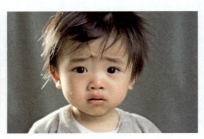

图 4-5-2　表示人物不同情绪的卡片（示例）

活动过程：

（1）成人先向幼儿展示不同情绪的人物卡片，确保幼儿能够区分出不同图片所代表的情绪（可以引导幼儿观察人物的眉毛、嘴角、眼睛等部位，以区别不同类型的情绪）。

（2）成人将情绪卡片摊开，用语言描述其中一位幼儿的故事，让幼儿选出对应的情绪卡片。

例1：乐乐今天收到了爷爷奶奶送给他的礼物——玩具汽车，乐乐的心情是怎样的？（高兴）

例2：欢欢最喜欢的娃娃不见了，欢欢的心情是怎样的？（难过）

例3：鑫鑫在草坪上玩泡泡，突然一只花蝴蝶飞了过来，停在了向日葵上，他伸出手去抓。这个时候鑫鑫的心情是怎样的？（好奇）

例4：皮皮在电视中看到一个大怪兽好像要冲出来抓他，这个时候皮皮的心情是怎样的？（恐惧）

（3）如果幼儿能够正确对应每种情境下的人物情绪，成人要及时肯定幼儿。如果幼儿无法正确回答，成人可以先询问原因，然后再将故事的情节模拟在幼儿自己身上，引导其体验正确的情绪。

① 张明红.我与宝宝共成长：0—3岁婴幼儿家庭教养指导手册[M].上海：华东师范大学出版社，2021：250—251.

活动分析：

幼儿情感与社会方面的能力不是与生俱来的，而是在其成长的过程中，随着各项能力的发展以及与周围环境的相互作用逐渐习得的。能够识别他人情绪对移情能力的发展非常重要。因此，成人可以根据幼儿社会性的发展水平，逐步提高人物故事的复杂性，以培养幼儿的移情能力。比如：欢欢最喜欢的娃娃不见了，她很难过，听到欢欢的遭遇，你的心情是怎么样的？（难过）

模拟实训：以小组为单位，模拟组织活动。

（5）让幼儿有机会关注同伴，如说出同伴的名字，用词语描述对同伴的感情等；发展幼儿与同伴的关系，引导其学习轮流、等待等规则。

（6）提供家庭成员或幼儿熟悉的人的帽子、衣物等各种道具，让幼儿玩角色扮演游戏并与之互动。

三、2—3 岁幼儿情感与社会保育活动的观察要点

在组织与实施 2—3 岁幼儿情感与社会保育活动时，可以根据表 4 - 5 - 2 所列要点对幼儿实施观察。

表 4 - 5 - 2 2—3 岁幼儿情感与社会发展观察要点①

月龄	观察要点	
24—36 月龄	情绪情感	·有内疚、尴尬等较为复杂的情绪，如尿湿时会表现出不自然的神情 ·在听故事时，会产生与故事情节相应的情绪反应 ·开始预见主要养育人对自己行为可能产生的反应，如边拿零食边看着养育人 ·当别人流泪时，会用递毛巾、抱抱等动作表示同情 ·可以简单地表述自己的情绪，如会说"宝宝怕怕""不要，不要"等

① 上海市教师教育学院（上海市教育委员会教学研究室）．上海市 0—3 岁婴幼儿发展要点与支持策略（试行稿）[M]．上海：上海教育出版社，2024：36—40．

（续表）

月龄	观察要点	
24—36 月龄		·哭的次数明显减少 ·学会应对养育人强烈情绪反应的技巧,如当养育人发火时,会用大声哭泣寻求帮助
	个性与社会性	·可以接受短暂的亲子分离,如主要养育人暂时离开时,能接受其他熟悉的人的照看 ·与主要养育人互动积极,如愿意和其一起玩喜欢的玩具 ·更愿意听从主要养育人的行为要求,效果比其他人更好 ·在与养育人保持安全距离时,独自玩耍的时间逐渐延长 ·在熟悉的环境下,能适应、接受陌生人在场 ·对自己的了解进一步加深,如:开始使用"我",知道自己的性别等 ·执着地坚持自己的意愿,如要独立完成一件小事 ·对每日的惯例活动产生期待,如睡觉前一定要妈妈讲故事 ·出现与他人行为的比较,如会说"我乖,弟弟不乖" ·开始有了自己喜欢的同伴,对即将见到熟悉的同伴表现出期待 ·愿意和同伴一起玩,有时候会与同伴分享自己的玩具 ·愿意帮忙做事,如收拾玩具、剥豆等 ·知道什么是好的,什么是不好的,可以做什么,不可以做什么,形成了简单的是非观念

思考与练习

一、判断题

（1）3 岁左右,幼儿开始进入人生的第一个"反抗期",开始说"不"。　　　（　　）

（2）幼儿经常吃手会带来卫生问题,因此当幼儿吃手时,要马上严厉制止。　（　　）

（3）为了帮助 2—3 岁的幼儿正确认识自己的性别,可以让他和同伴或家人一起玩"过家家"的游戏。　　　　　　　　　　　　　　　　　　　　　　　　　　　（　　）

（4）3 岁左右的幼儿可以接受妈妈暂时离开,由其他熟悉的人照看。　　　（　　）

(5) 2—3 岁幼儿愿意与同伴交往,也喜欢进行合作游戏。　　　　　　　　　　　　(　)

二、选择题

(1) 3 岁左右的幼儿不能(　)。

　　A. 在陌生的环境中,接受陌生人在场

　　B. 主动地控制自己的情绪

　　C. 和同伴一起玩,并主动分享自己的玩具

　　D. 在别人流泪时,用递毛巾、抱抱等动作表示同情

(2) 2—3 岁幼儿情绪表达的主要特点是(　)。

　　A. 情绪波动小,易于控制　　　　　　　B. 情感表达简单直接,缺乏复杂情绪

　　C. 能够很好地掩饰自己的情绪　　　　　D. 情绪稳定,很少变化

(3) 在下列行为中,最可能表明 2—3 岁幼儿开始形成自我意识的是(　)。

　　A. 模仿他人的行为　　　　　　　　　　B. 对自己的身体有初步的认识

　　C. 听从成人的指令　　　　　　　　　　D. 表现出对他人情绪的关注

(4) 在以下幼儿游戏中,最符合 2—3 岁幼儿年龄特点和兴趣的是(　)。

　　A. 独自玩耍的拼图游戏

　　B. 需要高度协调和精细操作的电子游戏

　　C. 拆卸玩具汽车

　　D. 复杂的棋类游戏

(5) 为了培养 2—3 岁幼儿的规则意识,保育人员及家长应该(　)。

　　A. 在幼儿违反规则时立即严厉惩罚他

　　B. 为幼儿提供大量无规则限制的玩具,让他自由玩耍

　　C. 在日常生活中,与幼儿一起讨论规则的制定与遵守问题

　　D. 通过长篇讲解和示范来教导幼儿遵守规则

三、简答题

(1) 简述 2—3 岁幼儿情绪情感、个性与社会性发展的特点。

(2) 简述 2—3 岁幼儿情感与社会保育要点。

四、综合实践题

(1) 模拟组织活动:在本学习活动中任选 1—2 个活动实例,按照其中的模拟实训要求,尝试组织与实施保育活动。

(2) 设计保育活动:根据 2—3 岁幼儿情感与社会保育要点,尝试设计保育活动。

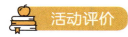 活动评价

学习活动评价表

评价维度	评价项目	分值(分)	评分(分)
知识	思考与练习(判断题、选择题、简答题)	20	
能力	思考与练习(综合实践题第一题)	20	
	思考与练习(综合实践题第二题)	20	
素养	职业精神、自我管理、团队协作、沟通表达	40	
	总　分	100	
总结与反思			

任务 5　托育机构环境创设

学习导语

　　托育机构是为 0—3 岁婴幼儿提供保育服务的关键场所。托育机构良好的环境不仅是保育人员高效开展保育活动的基础，而且它作为一种隐性的保育资源，对婴幼儿的成长具有深远影响。因此，我们有必要深入学习和掌握托育机构环境创设的相关知识，以此来开展高质量的保育活动。

　　说到托育机构的环境，想必大家会想到可爱的卡通人物、绚丽的色彩、生机勃勃的植物等丰富多样的装饰内容。其实在托育机构中，除了我们所能见到的物质环境外，还包括看不到的精神环境，如师幼关系、同伴关系和文化氛围等。

　　本任务将带领大家了解托育机构环境的作用与创设原则、创设物质及精神环境的要求、设备物品的管理等内容。

学习目标

- 能够概述托育机构环境的作用与创设原则。
- 掌握托育机构物质环境、精神环境的创设要求。
- 能够说明托育机构设备物品管理的具体要求和方法。
- 体会托育机构环境对婴幼儿成长的重要价值，提升学习的认同感。

学习准备

- 预习本任务内容，思考"小讨论"中的问题。
- 阅读《托育机构设置标准（试行）》等文件，了解托育机构环境创设相关要求。
- 观看微课视频，赏析托育机构环境。

建议学时

学习活动 1（2 学时）
托育机构环境的作用
与创设原则

学习活动 2（2 学时）
托育机构物质环境创设

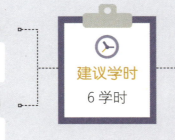

建议学时
6 学时

学习活动 3（2 学时）
托育机构精神环境创设

学习笔记

刚入托的婴幼儿在面对陌生环境时会感到紧张,不愿与人说话。为此,托育机构的保育人员重新布置了打招呼区,在区域中摆放了婴幼儿熟悉、喜欢的动植物,以营造和谐、友善的氛围;同时张贴了富有童趣的礼貌用语示意图和示范标语,旨在让婴幼儿在亲近自然的环境中,用自己喜欢的方式主动与人打招呼、问好和道别,养成懂礼貌的好习惯。

想一想:保育人员为什么要这样布置打招呼区?

一、托育机构环境的概念及分类

(一) 托育机构环境的概念

近年来,国家高度重视托育服务体系建设,并采取多项措施着力提升托育服务质量。其中,良好的环境是提升托育服务质量的重要内容。科学合理的托育环境不仅应符合婴幼儿生长发育的需求,而且也要顺应保育人员的工作要求,确保工作效率。蒙台梭利提出了"有准备的环境"这一概念。她认为,早期教育环境应该是能促进婴幼儿自由选择活动、引发他们兴趣且能让他们进行有意义学习的环境。

托育机构环境对婴幼儿的影响是潜移默化、深远持久的,是影响婴幼儿感受的直接因素。首先,一个好的环境能给婴幼儿的心灵带来归属感、亲切感、舒适感和喜悦感,激发他们的学习兴趣,使他们对未知的世界保持更多的好奇和探索欲望。其次,婴幼儿对环境的情绪反应也很强烈,一个温馨、舒适的环境能使婴幼儿产生积极的情绪反应,也能帮助婴幼儿塑造积极、开朗、自信的性格。最后,通过环境的布置和引导,既可以让婴幼儿逐渐形成一定的行为规范和习惯,又可以有效地提高婴幼儿的审美能力。因此,托育机构应该努力为婴幼儿创设一个良好、适宜的环境,促进婴幼儿的健康成长与全面发展。

一般来说,托育机构环境是指支持和影响保育人员与婴幼儿在托活动的一切外部条件的总和,分为外部环境和内部环境。托育机构的内部环境是指保育人员与婴幼儿在托育机构内直接参与活动并体验到的特定的物质环境和精神环境的总和。其中,物质环境包括房间布置和空间设计、玩具和教具、设备和器材、安全设施等;精神环境主要是指良好的师幼关系和同伴关系等。外部环境是指托育机构之外，能够影响婴幼儿在机构内部活动的所有外部条件，如社区、家庭、教育政策等。这里我们主要探讨的是托育机构的内部环境。

（二）托育机构环境的分类

托育机构的内部环境①可以根据区域功能和环境特点两个维度进行分类。

1. 按区域功能分类

托育机构环境按照区域功能一般可分为生活区、游戏区、运动区等，每个区域都有特定的活动内容和环境要求，旨在为婴幼儿的成长和发展提供有利的物质基础。生活区能满足婴幼儿基本的生活需求，以及培养婴幼儿基本的生活能力和良好的生活习惯；游戏区用以开展各类游戏，包括角色扮演、建构等游戏，这些游戏可以刺激婴幼儿的想象力和创造力，同时也有助于培养他们的社交技能和合作能力；运动区包括各种攀爬架、平衡木、球类等活动设施，这些活动设施可以刺激婴幼儿的肌肉力量与灵活性，同时也有助于促进他们的身体协调和平衡能力的发展。

2. 按环境特点分类

托育机构环境按照环境特点一般可分为安静区与活动区，以及软环境区与硬环境区等，不同类型的环境可以满足婴幼儿不同的需求。安静区主要投放一些可以开展较安静的游戏或活动的区域，如图书角、拼图区、美术区等，旨在帮助婴幼儿培养专注力；活动区可以开展一些较为动态的游戏或活动，如球类运动、跑步等，以提高婴幼儿的体能和协调能力。软环境区主要投放一些由软质材料制作的玩教具，如布书、软质玩偶等，这些材料可以让婴幼儿感知物体的不同质地；硬环境区主要投放一些由硬质材料制作的玩教具，如积木、拼图等，这些材料可以让婴幼儿直观了解物体的形状和结构。

二、托育机构环境创设的重要性及原则

（一）托育机构环境创设的重要性

托育机构的环境创设对婴幼儿身心的健康发展至关重要。婴幼儿在托育机构的时间相

---

① 说明：这里的分类主要是基于物质环境介绍的，因为精神环境往往渗透于物质环境之中。

对较长,因此,他们需要一个舒适、安全、具有挑战性的环境来促进他们的成长和发展。同时,一个好的环境可以提高婴幼儿参与保育活动的兴趣,增强他们的学习效果;还可以让婴幼儿体会到被尊重、关心和支持的感觉,增强他们的自尊心和自信心。

（二）托育机构环境创设的原则

为充分发挥托育机构环境的积极作用,保育人员在创设环境的过程中,需要遵循以下基本原则。

1. 安全性原则

保障婴幼儿的身心安全是托育机构环境创设的首要原则。在托育机构当中,婴幼儿所能接触到的材料、设备等,都须符合国家标准且顺应其年龄特点。例如:对于好动且探索欲望强烈的婴幼儿来说,他们所能接触到的墙角、桌柜边缘等区域,都须覆盖有符合标准的防撞条或填充物,避免婴幼儿被磕伤或碰伤;需要对电源,以及一些监护死角进行风险规避。在组织保育活动时,保育人员也需要考虑到睡眠、饮食、盥洗、游戏、运动等环节中可能存在的安全风险。此外,保育人员的日常装扮应便于活动,以更好地保护婴幼儿的安全。

2. 教育性原则

托育机构应为婴幼儿提供多样化的保育活动,并充分利用"不会说话的教材"——环境来丰富婴幼儿的视野和经验,激发他们参与活动的兴趣和积极性,使他们在生活中学习,从环境中获得德智体美劳诸方面的教育。

• 案例 •

环境熏陶助力婴幼儿能力培养

某托育园为了更有效地培养婴幼儿的洗手能力,不仅通过保育活动向婴幼儿强调洗手的重要性,而且还巧妙地利用环境设计来潜移默化地促进婴幼儿的洗手能力。具体包括以下四个方面。

(1)洗手区布局:洗手间内设有明亮、宽敞的洗手区,并采用婴幼儿喜爱的色彩和图案进行装饰,营造出一个既卫生又充满趣味的洗手环境。此外,洗手台的高度和龙头的设计均符合婴幼儿的身高和手部力量,方便他们独立操作。

(2)可视化洗手步骤:洗手区的墙面上贴有清晰、有趣的洗手步骤图,以生动的插画展现了"七步洗手法"。这一步骤图不仅能够帮助婴幼儿记忆洗手流程,还能激发他们学习洗手的兴趣。

(3)互动洗手游戏:在洗手区的旁边设有洗手游戏区,这里摆放着与洗手相关的各种玩具和游戏材料,如模拟水龙头、洗手液瓶、小毛巾等。保育人员会定期组织幼儿参与"我是小小洗手员"的游戏,让幼儿在游戏中模拟洗手的动作,从而加深对洗手流程的理解和记忆。

(4)洗手榜样展示:在洗手区的显眼位置设有洗手榜样展示区,该区域展示着托育园内洗手表现优秀的婴幼儿的照片和事迹,旨在树立榜样,激励其他婴幼儿向他们学习。

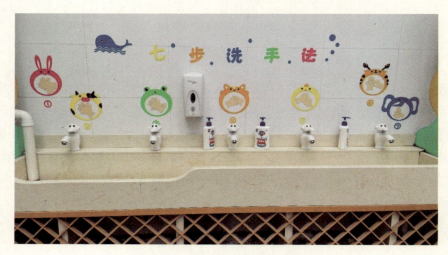

图 5-1-1 托育园洗手区一角

分析:在托育园这片充满爱与关怀的天地里,培养婴幼儿的自理能力和卫生习惯被视为教育的基石。其中,洗手能力的培养尤为关键,因为它直接关系到婴幼儿的健康,是他们抵御病菌侵袭的首要防线。保育人员巧妙地运用环境作为无声的教育者,通过精心设计的洗手区域和趣味盎然的洗手活动,激发幼儿的好奇心和学习兴趣,将洗手这一日常行为转变为一次愉快的学习体验。这样,婴幼儿在享受游戏的同时,也能自觉地养成良好的卫生习惯,为他们的健康成长奠定坚实的基础。

3. 主体性原则

婴幼儿是环境的主人,是托育机构进行教养工作和环境创设的出发点和落脚点。环境创设的内容和呈现形式应充分考虑婴幼儿的年龄特点及喜好。此外,保育人员还应根据婴幼儿的年龄及能力,鼓励他们不同程度地参与环境创设,为他们提供自我表现和自我学习的机会。

总之,托育机构的环境创设应该从健康、舒适、促进社交以及个性化发展等角度出发,并遵循安全性、教育性、主体性的原则,旨在为婴幼儿提供一个能够满足他们成长和发展需求的环境。

思考与练习

一、判断题

(1) 托育机构环境的好坏对婴幼儿的生长发育至关重要,但与开展保育活动关系不大。

（　　）

(2) 托育机构的设施和环境应该符合相关法规和标准的要求,以确保婴幼儿的安全和健康。

（　　）

二、选择题

(1) 托育机构的环境应遵循(　　)的原则。

　　A. 安全性　　　　　　　　　　　　　B. 教育性

　　C. 主体性　　　　　　　　　　　　　D. 以上都是

(2) 在教室内的墙壁上布置"小水滴旅行记""助人为乐"等主题鲜明的装饰画,可以使婴幼儿受到潜移默化的影响。这遵循的是(　　)。

　　A. 教育性原则　　　　　　　　　　　B. 灵活性原则

　　C. 主体性原则　　　　　　　　　　　D. 安全性原则

(3) 托育机构的内部环境可分为(　　)。

　　A. 安静区、活动区、运动区

　　B. 生活区、游戏区、运动区

　　C. 教学区、游戏区、生活区

　　D. 教学区、生活区、活动区

三、简答题

(1) 简述托育机构环境的分类。

(2) 简述托育机构环境创设的原则。

四、综合实践题

阅读案例,回答问题。

　　琳琳刚进入一家托育园工作。当园长要求琳琳取下耳朵上佩戴的珍珠耳环时,她对此表示不解。她认为,保育人员的形象美是教育环境的一部分,能够为婴幼儿带来美的享受。况且,她也没有佩戴如戒指等影响工作的饰品。

问题:请谈谈你对保育人员佩戴首饰的看法,并查阅相关资料,说明托育机构对工作人员仪容仪表的要求。

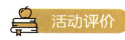 **活动评价**

学习活动评价表

评价维度	评价项目	分值（分）	评分（分）
知识	思考与练习（判断题、选择题、简答题）	30	
能力	思考与练习（综合实践题）	30	
素养	职业精神、自我管理、团队协作、沟通表达	40	
	总　分	100	
总结与反思			

案例导入

　　两岁的小杰刚进入托育机构,对周围的环境充满了好奇。小杰会在活动室里快速走动并尝试各种活动,如骑有轮子的玩具、爬楼梯、踢球、玩积木等。对于家里没有的玩具和设备,他总是会看一看、摸一摸。

　　想一想:对于探索欲强、充满好奇心的婴幼儿而言,托育机构应该为他们创设怎样的物质环境呢?

一、托育机构物质环境创设的基本要求

　　托育机构物质环境创设的目的是为婴幼儿营造一个安全、健康、舒适、美观的学习和成长环境,以促进其身心的全面发展。在此过程中,托育机构不仅要将安全和卫生作为基本考量,还需全面关注托育环境是否符合婴幼儿的年龄特点和发展需求。具体来说,托育机构物质环境创设的基本要求有以下五点。

(一) 保证安全规范

　　托育机构的物质环境必须符合国家安全标准,杜绝采购任何可能危害婴幼儿生命安全和身体健康的设施或物品。

　　(1) 场地和装修。国家卫生健康委在《托育机构设置标准(试行)》中明确指出,托育机构的场地应当选择自然条件良好、交通便利、符合卫生和环保要求的建设用地,远离对婴幼儿成长有危害的建筑、设施及污染源,满足抗震、防火、疏散等要求;托育机构的建筑应当符合有关工程建设国家标准、行业标准,设置符合标准要求的生活用房,根据需要设置服务管理用房和供应用房;托育机构的房屋装修、设施设备、装饰材料等,应当符合国家相关安全质量标准和环保标准,并定期进行检查维护。

　　(2) 家具、玩具等物品的材质。托育机构中家具的常用材料为多层实木板。托育机构须确保家具板材无醛环保,造型圆润且方便搬运。玩具须使用无毒、防滑、易清洗且不易引起过敏反应的材质。尿布更换区和餐饮区的台面、桌面、地面,应采用易于清洗的材质。总之,

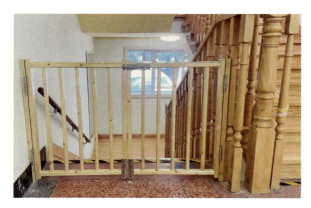

图 5-2-1　托育机构楼梯处的安全装置

托育机构中的家具、用具、玩具、图书和游戏材料等,应符合国家相关安全质量标准和环保标准。

（3）安全检查。托育机构须定期对内部的设施设备进行安全检查,如确保出口处畅通无阻,以便紧急疏散;门口、楼梯等出入口应安装婴幼儿无法打开的安全装置（见图 5-2-1）;注意设施设备的清洁卫生,防范蚊虫滋生,避免传染病隐患;实施全封闭管理,报警系统确保 24 小时设防;等等。

知识链接

《托育机构设置标准（试行）》中的相关规定

第三章　场地设施

第十一条　托育机构应当有自有场地或租赁期不少于 3 年的场地。

第十二条　托育机构的场地应当选择自然条件良好、交通便利、符合卫生和环保要求的建设用地,远离对婴幼儿成长有危害的建筑、设施及污染源,满足抗震、防火、疏散等要求。

第十三条　托育机构的建筑应当符合有关工程建设国家标准、行业标准,设置符合标准要求的生活用房,根据需要设置服务管理用房和供应用房。

第十四条　托育机构的房屋装修、设施设备、装饰材料等,应当符合国家相关安全质量标准和环保标准,并定期进行检查维护。

第十五条　托育机构应当配备符合婴幼儿月龄特点的家具、用具、玩具、图书和游戏材料等,并符合国家相关安全质量标准和环保标准。

第十六条　托育机构应当设有室外活动场地,配备适宜的游戏设施,且有相应的安全防护设施。

在保障安全的前提下,可利用附近的公共场地和设施。

第十七条　托育机构应当设置符合标准要求的安全防护设施设备。

（二）氛围温馨舒适

托育机构的物质环境应能给婴幼儿带来温馨、舒适的感觉,增强他们的归属感。室内环境应温度适宜、通风良好、光线柔和,家具和器具的设计也要符合婴幼儿的年龄特点,让婴幼儿感到舒适和自在。

　　一般来说,托育机构物质环境设计大多会选用柔和、自然、中性的色彩;在灯光选择方面,应尽量避免强光直射。

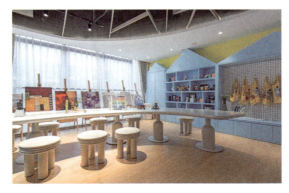

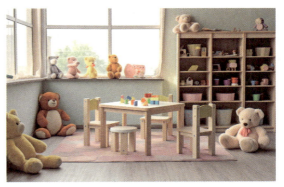

图 5 - 2 - 2　桌椅的设计风格和高度符合婴幼儿
　　　　　　　的年龄特点

图 5 - 2 - 3　托育机构中的儿童化装饰

（三）布置美观童趣

　　托育机构的物质环境设计应注重美观,让婴幼儿能够感受到美的力量,增强他们的审美素养。托育机构内外墙的色彩要协调,一般以一个颜色为主,再辅以若干配色。同时,托育机构应充分考虑婴幼儿的审美特点,确保装饰风格体现儿童化特色,如可以设计动植物图案、摆放婴幼儿作品等,旨在增强环境美感和童趣氛围的同时,激发婴幼儿与环境互动的兴趣。

（四）布局合理协调

　　托育机构的物质环境应当追求整体协调、布局合理,能够巧妙利用各个空间,使所有的设施和物品能够有机融合。托育机构的活动区域需进行科学规划,让婴幼儿在不同的室内外区域快乐地学习和玩耍。在布局时,托育机构要注意将封闭区域、半开放区域与开放区域有机结合;运动区域要疏密有致,以保证婴幼儿有合理、足够的运动空间。

（五）材料丰富多样

　　托育机构的物质环境应该多样化和生活化,以满足不同年龄婴幼儿的需求,鼓励他们积极参与各类活动。在材料选择上,既要有高结构材料,也要有低结构材料,旨在引导婴幼儿充分运用不同感官去尽情探索。托育机构可以提供各种各样的玩具、图书和游戏材料等,以激发婴幼儿的好奇心和兴趣。此外,托育机构应当定期更新或更换活动材料,如根据不同的季节或节日来调整材料投放,以适应活动主题,确保婴幼儿始终保持高涨的参与热情。

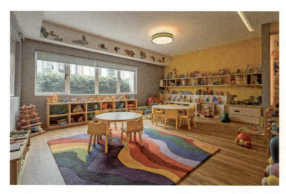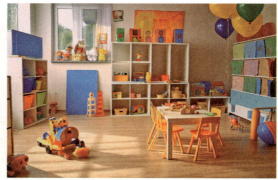

图 5-2-4   为婴幼儿提供丰富的玩教具

二、托育机构物质环境创设的具体内容

托育机构物质环境创设的具体内容包括布局设计、照明、温度和空气质量、家具、游戏设施等,以营造一个适合婴幼儿学习和成长的环境。

(一) 布局设计

托育机构物质环境的布局设计应根据婴幼儿的年龄和需求进行规划,主要包括活动用房、服务用房、附属用房以及户外活动区等。托育机构还需根据不同年龄段婴幼儿的需要,设计不同类型的活动区,如生活区、室内活动区等,且应保证不同活动区互不干扰。

托育机构环境赏析(室内)   托育机构环境赏析(户外)

托育机构布局设计结构
- 活动用房
  - 班级生活单元
    - 生活区
    - 室内活动区
  - 综合活动室
- 服务用房
  - 保健观察室
  - 晨检处
  - 洗涤消毒用房
- 附属用房
  - 厨房
  - 储藏室
  - 教职工卫生间
- 户外活动区

图 5-2-5   托育机构布局设计结构

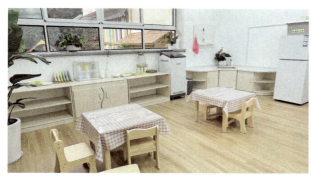 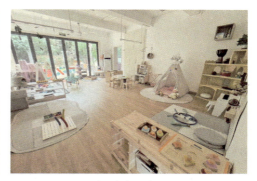

（a）生活区　　　　　　　　　　　　　　　（b）室内活动区

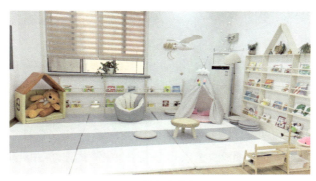

（c）综合活动室

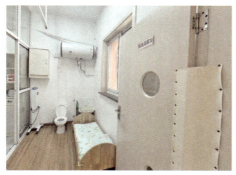 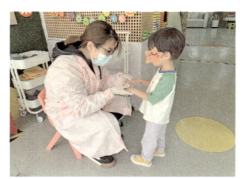

（d）保健观察室　　　　　　　　　　　　　（e）晨检处

图 5-2-6　托育机构部分区域展示

　　下面将重点介绍与婴幼儿保育活动密切相关的区域，即生活区、室内活动区和户外活动区。

1. 生活区

　　托育机构的生活区主要包括餐饮区、盥洗区和睡眠区。

　　（1）餐饮区。餐桌椅的高度应与婴幼儿的身高相匹配，以便婴幼儿取用食物。餐具的材质应安全、无毒，且易于婴幼儿抓握（如配备防滑手柄和具有圆弧边缘的设计）。勺子的尺寸应适合婴幼儿的口腔大小，以确保他们能够顺利进食。此外，餐饮区墙壁环境创设的主要策

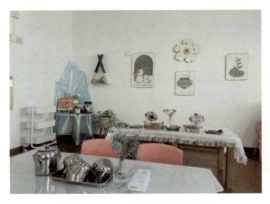

图5-2-7 托育机构餐饮区

略包括:张贴与餐饮主题相关的装饰画,以提升餐饮环境的文化品质,营造温馨的就餐氛围;悬挂色彩鲜艳、栩栩如生且尺寸较大的食物图片,以激发婴幼儿的食欲;融入婴幼儿喜爱的元素,如卡通形象、动物图案等,以增添就餐环境的趣味性和吸引力;张贴营养知识海报并设置餐桌礼仪提示牌,向婴幼儿传达健康饮食观念及良好的餐桌礼仪规范。对于低龄婴幼儿的班级,应特别注意奶粉冲泡区和哺乳区的环境卫生,确保区域内清洁无污染,并远离盥洗室及尿布更换区,为婴幼儿提供一个安全、卫生的就餐环境。

(2)盥洗区。盥洗区应邻近室内活动区或睡眠区设置,并采用分间或分隔的设计。盥洗区需配置足够数量的坐便器和洗手池,以满足婴幼儿的使用需求。通常,每班应设置2—4个大便器、2—3个小便器以及3—5个适合婴幼儿使用的洗手池或盥洗台水龙头。所有卫生器具的尺寸和高度应适应婴幼儿的年龄,确保其使用的舒适性和安全性。若便器之间有隔断,建议安装扶手,以增加安全性。此外,盥洗区还应配备洗手液、擦手毛巾、垃圾桶(用于存放婴幼儿更换后的尿不湿等废弃物)等卫生用品。对于有条件的托育机构,还可以为低龄婴幼儿设置专门的尿布更换区,如尿布台、洗手池等设施,以便保育人员进行尿不湿更换操作。这样的设计能够更好地满足婴幼儿的日常需求,有利于保育人员提供更为贴心和舒适的照护。

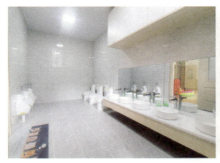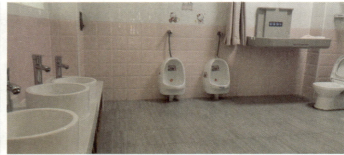

图5-2-8 托育机构盥洗区

(3)睡眠区。婴幼儿的睡眠区域应具备良好的通风和采光条件,以保持室内空气的清新和流通。窗帘应选用适度遮光的材料,不宜过厚,以便保育人员在巡视时能清楚看到每个婴幼儿的睡眠状况。保育人员需合理调节室内温度,并根据需要适时开启空调,确保环境温度适宜。每位婴幼儿都应有独立的床位,注意避免使用双层床,以确保安全。床位不可紧贴外墙布置,以减少外部噪声和温差对婴幼儿睡眠的影响。床的大小需根据婴幼儿的年龄和身高定制,同时保留足够空间,以保证舒适度。为方便婴幼儿放置衣物、拖鞋等私人物品,最好在睡眠区设置专门的储物区。在寒冷的季节,考虑到低龄婴幼儿可能会在睡眠中突然有如厕需求,建议在睡眠区附近放置便盆,以防婴幼儿受凉。此外,在婴幼儿入睡前,保育人员可以播放舒缓的音乐,帮助婴幼儿放松心情,更快地进入睡眠状态。总之,保育人员需要为婴幼儿营造一个温馨、舒适且安全的环境,确保他们有高质量的睡眠。

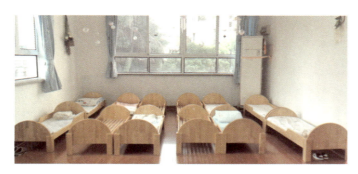

图 5-2-9 睡眠区

2. 室内活动区

在规划室内活动区时,保育人员应追求紧凑布局与高效利用,确保各个功能区域既得到合理分隔,又能在整体环境中和谐共存。为了更好地满足婴幼儿的发展需求,保育人员可以设置全开放或半开放的区域,这样的布局有助于邻近区域间的自然连接与互动;区域之间可设置半开放式的栅栏或低矮隔断,这样既能为婴幼儿提供安全感,又便于他们与周边环境及同伴进行积极交流。中央区域作为主要的活动场所,保育人员应保持该区域宽敞且光线充足,可在地面铺设柔软的地毯,便于婴幼儿参与游戏、唱歌和律动等保育活动,增强彼此间的互动与协作。而在角落处,保育人员则可巧妙设置一些私密的小空间,配备桌子、椅子、沙发、帐篷以及个人储物柜,为婴幼儿提供一个可以进行个别活动、休息或阅读的静谧场所。此外,保育人员还需特别规划一个充满乐趣的游戏区域,引入如娃娃、积木等多种类型的玩具材料,以激发婴幼儿的想象力和创造力,让他们能够享受游戏带来的无尽乐趣。同时,为了确保活动区的整洁与有序,保育人员应在区域内配备充足的收纳柜,并将玩具和材料按类别整齐摆放,方便婴幼儿自主取用和归置,培养其良好的整理习惯。

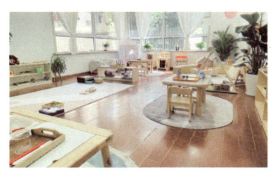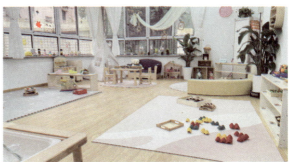

图 5-2-10 室内活动区

· 案例 ·

托育园室内活动区实例

（1）感统运动区：提供充足的活动空间，以满足婴幼儿的自主、自发性游戏需求；提供富有趣味，且有一定挑战性的游戏材料或器械；投放的材料应充足，且可以满足不同能力水平婴幼儿的需要（层次性）。

（2）语言阅读区：环境舒适、安静，提供多种阅读材料，以供婴幼儿探索。例如，可以在地上放置软垫，提供图书架，保育人员可以坐在软垫上，陪伴婴幼儿一起享受阅读的乐趣。

（3）创意表现区：为婴幼儿提供一个开阔而舒适的创作空间，桌面既宽敞又便于操作，收纳架上井然有序地摆放着丰富多样的创作材料。此外，区域内还设有涂鸦墙和作品晾晒架，以鼓励婴幼儿的创意表达和作品展示。

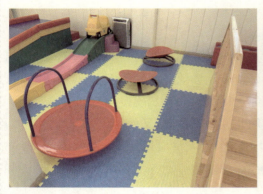

图 5-2-11　感统运动区

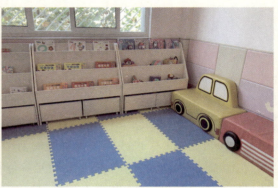

图 5-2-12　语言阅读区

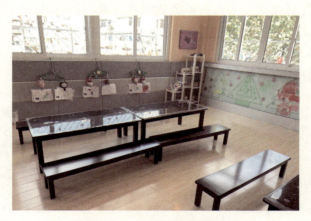

图 5-2-13　创意表现区

（4）益智操作区：环境安静，并具备良好的光线条件，可以利用矮柜等家具进行区域分隔，确保空间的独立性。同时，益智材料的摆放应易于婴幼儿随时取用和整理。桌面游戏材料可采用有趣的摆放方式，以吸引婴幼儿的注意力，激发他们的参与兴趣。此外，也可在墙面设置益智游戏材料，既节省空间，又能丰富婴幼儿的玩耍体验。

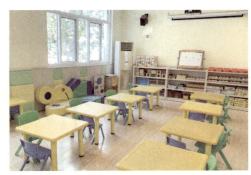 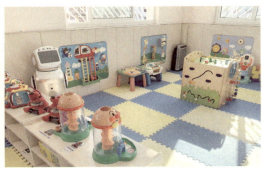

图 5-2-14　益智操作区

（5）建构游戏区：建构材料的种类应丰富多样，包括积木搭建类和积塑插接类等。在建构游戏中，应巧妙结合桌面和地面活动，并配备丰富的辅助建构材料。同时，还需提供其他开放式资源，如各种形状和大小的木块、纸板、布料等，以鼓励婴幼儿自由发挥想象力和创造力，培养他们的解决问题能力和动手能力。

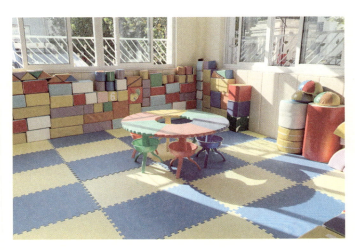

图 5-2-15　建构游戏区

3. 户外活动区

户外活动场所的地面应平整、防滑、无障碍物、无尖锐物,建议铺设厚度大于 0.25 厘米的橡胶地垫或人造草坪。通常,户外活动区可分为器械区、玩沙区、玩水区、动植物区和游戏区等。这些区域应提供多种游戏设施和活动,以满足婴幼儿不同的兴趣和需求。比如,可以设置滑梯、低矮的秋千、沙池等游戏设施,鼓励婴幼儿通过游戏发展想象力和创造力;设置小型足球场或篮球场,投放各类骑乘玩具、推拉玩具等,以满足婴幼儿的跑、跳、踢、推等活动需求;提供方便婴幼儿涂鸦的工具、材料,让婴幼儿尝试涂涂画画,以激发他们的想象力和创造力;等等。

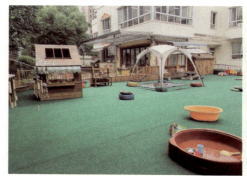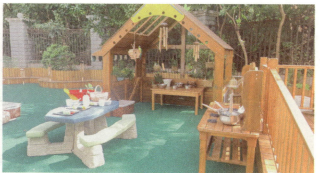

图 5-2-16 户外活动区

小讨论

观看微课视频"托育机构环境赏析(室内)""托育机构环境赏析(户外)",说说视频中的环境包含了哪些区域?体现了哪些环境创设的理念?

(二) 照明

室内照明应该充分考虑婴幼儿的视力保护和舒适感。一般来说,应该选择自然光线充足的房间,如有必要,还可以增加人工照明。同时,照明设备应该具有柔和的光线,以避免刺激婴幼儿的眼睛。

(三) 温度和空气质量

托育机构各区域的室内温度和空气质量也非常重要。室内温度应该控制在 22—26℃,湿度应该控制在 40%—60%,且要特别注意避免过度使用暖气或空调,以防止室内外温差过大,从而预防婴幼儿感冒。同时,托育机构须保持室内空气质量良好,每日注意开窗通风,每次通风时间不少于半小时,以预防婴幼儿呼吸道疾病的发生。

（四）家具

托育机构的家具应适应婴幼儿的身高和体形，以便于婴幼儿自主使用。同时，托育机构需要确保家具的安全性。家具须从正规途径购入，且符合国家和地方的安全检测标准，确保没有锐利的边缘或者易碎的材料。

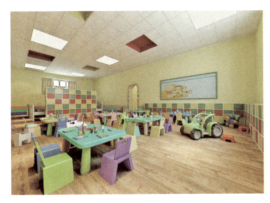

图 5-2-17　适合婴幼儿使用的家具

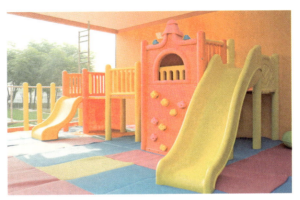

图 5-2-18　符合国家标准的滑梯设备

（五）游戏设施

托育机构的游戏设施应该符合婴幼儿的年龄特点及个别化需求。例如，托育机构可配备滑梯、秋千等能引起婴幼儿兴趣的游戏设施，并对其进行定期检查，保证无螺丝松动、无开裂、无毛刺等情况，确保游戏设施的安全。

🔬 思考与练习

一、判断题

(1) 托育机构的环境在经过保育人员的精心设计和布局后，既安全、美观，又富有童趣，因此，保育人员不需要再为婴幼儿更新或更换各类活动材料。　　　　　　　　（　　）

(2) 托育机构应该为婴幼儿提供安全、卫生、舒适和愉悦的环境，以促进其身心健康发展。

　　　　　　　　　　　　　　　　　　　　　　　　　　　　　　　　　　（　　）

(3) 托育机构应该为婴幼儿提供各种玩教具和图书，以激发其智力和创造力的发展。（　　）

(4) 由于托育机构要求婴幼儿自主排便，鼓励婴幼儿不使用尿不湿，因此，托育机构没有必要设置专门的尿不湿更换操作台。　　　　　　　　　　　　　　　　　　　（　　）

(5) 一般来说，托育机构在创设环境时，大多会选用丰富而鲜艳的色彩，以及富有童趣的装饰品，因为这更符合婴幼儿的审美特点。　　　　　　　　　　　　　　　　（　　）

二、选择题

(1) 托育机构应该为婴幼儿提供安全的环境,如(　　)。

　　A. 提供必要的防护措施

　　B. 对所有员工进行安全培训

　　C. 定期进行安全检查和评估

　　D. 以上都是

(2) 托育机构的活动室可根据功能的不同划分为不同的区域。在这些功能区域中,雪花片、橡皮泥、积木、积塑等材料最适宜投放的区域是(　　)。

　　A. 建构区　　　　　　　　　　　　B. 角色区

　　C. 图书角　　　　　　　　　　　　D. 科学区

(3) 托育机构家具以使用(　　)材质为宜,家具表面应平坦光洁,桌、椅均应做成圆角。

　　A. 铁　　　　　　　　　　　　　　B. 木头

　　C. 不锈钢　　　　　　　　　　　　D. 塑料

(4) 在以下活动区材料中,(　　)不属于开放性材料。

　　A. 废旧纸盒

　　B. 单元积木

　　C. 专门设计的故事盒

　　D. 容量相同但形状不同的容器

(5) 托育机构的婴幼儿活动用房包括(　　)。

　　A. 班级生活单元(含生活区与室内活动区)、综合活动室

　　B. 保健观察室

　　C. 晨检处

　　D. 洗涤消毒用房

三、简答题

简述托育机构物质环境创设的基本要求。

四、综合实践题

某托育机构计划招收托班,需要重新布置室内活动室,以更好地满足婴幼儿的发展需求。请根据相关要求,提出你的设计方案,并说明你的设计思路。

(1) 描述活动室的整体布局,包括不同区域的功能划分。

(2) 列出你选择的具体材料和设定的颜色方案,并说明理由。

(3) 说明如何通过合理的活动室设计来促进婴幼儿的全面发展。

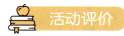 活动评价

学习活动评价表

评价维度	评价项目	分值(分)	评分(分)
知识	思考与练习(判断题、选择题、简答题)	30	
能力	思考与练习(综合实践题)	30	
素养	职业精神、自我管理、团队协作、沟通表达	40	
总 分		100	

总结与反思

　　两岁的小欣第一次来到托育园，她显得有点紧张，但没有哭闹。她一个人坐在边上，没有和其他小朋友一起玩。莉莉老师走到她的身边，邀请她一起去娃娃家玩。小欣摇了摇头，不愿意去。第二天小朋友在玩耍的时候，小欣依然一个人坐在边上。莉莉老师再次热情地邀请她去和小朋友玩，可小欣还是不肯去。

　　想一想：假如你是莉莉老师，你会用哪些方法帮助小欣尽快适应托育园的生活？

　　《国务院办公厅关于促进 3 岁以下婴幼儿照护服务发展的指导意见》指出，要加强婴幼儿照护服务机构的卫生保健工作，保障婴幼儿的身心健康。与物质环境相比，精神环境显得无形且复杂，它往往容易被保育人员所忽视。然而，对于各领域保育活动的有效开展以及婴幼儿的长期发展而言，精神环境却起着至关重要的作用。良好的精神环境主要体现在保育人员与婴幼儿之间、婴幼儿与婴幼儿之间，以及保育人员与保育人员之间的相互交往与互动中。

一、托育机构精神环境的重要性

（一）有助于婴幼儿的心理健康

　　良好的精神氛围和情绪体验能让婴幼儿感受到自己在托育机构是受欢迎和被关爱的，这样的环境有助于他们更快地适应托育机构，有效缓解因离开家庭环境而产生的不适应感和不安全感，进而减少焦虑等心理问题的发生，促进婴幼儿心理健康、全面地发展。

（二）有助于实现保育目标

　　良好的精神环境能营造出开放、宽松、积极且愉快的活动氛围，这种氛围极大地促进了保育人员与婴幼儿之间的互动。在这样的互动中，婴幼儿能够更好地认识自己、他人和世界，同时保育人员也能加深对婴幼儿的理解和关注，进而有力地推动婴幼儿身心的健康发展。此外，良好的精神环境有利于保育人员提升工作效率与工作积极性，促使他们优化保育活动的设计与实施，更好地践行保教结合的理念，从而高效地达成保育活动目标。

二、托育机构精神环境创设的基本要求

通过对托育机构精神环境的创设,能够营造出一个积极、健康的保育氛围,从而帮助婴幼儿形成健全的人格,培养其良好的心理品质及人际交往能力。托育机构精神环境创设的基本要求有以下五个方面。

(一) 关爱与尊重

托育机构所营造出的充满关爱与尊重的氛围,能有效缓解婴幼儿的陌生感及焦虑情绪,使他们更快地适应并喜欢上托育机构的生活。同时,保育人员应当充满爱心和耐心,细致地对待每一个婴幼儿,让他们感受到安全与温暖,从而建立良好的师幼关系。

(二) 鼓励与支持

托育机构应当鼓励婴幼儿表达自己的意见和想法,支持他们进行自我探索和实践,以促进他们的自主性和主动性,激发他们的学习兴趣和动力。在与婴幼儿交流的过程当中,保育人员应从婴幼儿的角度出发,充分给予他们表达的机会,让他们说出自己的想法与观点,并对他们进行正面评价和反馈。

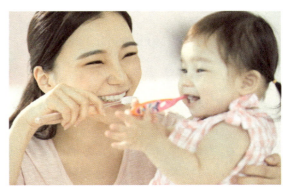

图 5-3-1　保育人员耐心地引导婴幼儿学习刷牙

(三) 多样性与包容性

托育机构应当注重精神环境的多样性,能够包容不同文化、家庭背景、性别、能力的婴幼儿。保育人员应该尊重每个婴幼儿的独特性和个性差异,为他们创造学习和成长的机会。同时,保育人员可为婴幼儿提供多种材料和工具,以激发他们的想象力和创造力。

(四) 合作与分享

托育机构应该鼓励婴幼儿学会合作与分享,培养他们的社交能力和团队精神。保育人员可以组织婴幼儿进行各种集体活动,让他们在互动中学会相互支持、相互理解和相互帮助。

(五) 激励与启发

托育机构应当注重激励和启发婴幼儿,引导他们在探索和学习中成长。比如,保育人员可以提供有趣的学习材料和活动项目,设置具有引导性的问题,以激发婴幼儿的好奇心和探究欲望,让他们在主动探索的过程中学会发现和解决问题。

小讨论

结合托育机构精神环境创设的基本要求,说说这些要求对你在设计与组织保育活动时有什么启发。

三、托育机构精神环境创设的具体内容

《托育机构保育指导大纲(试行)》指出,保育人员应观察了解每个婴幼儿独特的沟通方式和情绪表达特点,正确判断其需求,并给予及时、恰当的回应,与婴幼儿建立信任和稳定的情感联结,使其有安全感。由此可以看出,在师幼关系的创建过程当中,保育人员的作用举足轻重。因此,保育人员应从以下三个方面为婴幼儿创设良好的精神环境。

(一)建立良好的师幼关系

1. 尊重婴幼儿,树立正确的儿童观

在与婴幼儿交往的过程中,保育人员需要树立正确的儿童观,将婴幼儿视作完整的个体(具有独立的人格),能尊重婴幼儿的个体差异,满足他们的基本需求。由于婴幼儿本身缺乏自护能力,因此,保育人员需要为他们提供细致、周到的照料,充分满足他们在进食、排泄和睡眠等方面的基本需要,同时也要满足婴幼儿对养育人的正常依恋和情感需要。

2. 主动与婴幼儿交往

保育人员应积极主动地与婴幼儿建立情感联结,以平等、亲切的态度和婴幼儿交往,切忌居高临下。当婴幼儿犯错误时,保育人员应能以宽容的心态和冷静的态度妥善处理。具体做法为:第一,及时发现婴幼儿的需要并给予回应,与婴幼儿进行个别交流;第二,充分运用语言和非语言的沟通方式,使婴幼儿充分信任保育人员,以获得精神上的安全感。

3. 固定主要保育人员,与婴幼儿形成稳定的依恋关系

在托育机构的集体生活中,婴幼儿需要一位稳定、可靠且充满爱心的保育人员来给予他们必要的安全感和情感支持。在保育人员保持相对稳定的情况下,婴幼儿能够逐渐建立起对这名保育人员的依赖和信任,从而形成内心的安全感,并发展出健康的依恋关系。固定主要保育人员具体有以下两方面的优势:一是保育人员能够更加深入地了解婴幼儿的个性、兴趣和需求。通过与婴幼儿的日常互动,保育人员可以逐渐掌握他们的行为模式,准确理解他们的情感表达,从而为他们提供更加个性化的照料和教育。二是有助于婴幼儿形成稳定的情绪状态。当婴幼儿面临挫折或困难时,保育人员能够给予他们及时的安慰和支持,帮助他们缓解情绪压力,保持积极的情绪状态。这种稳定的情绪状态对婴幼儿的成长至关重要,它不仅有助于婴幼儿建立自信心,还能增强他们的抗挫折能力,为他们未来的成长奠定坚实的基础。

（二）帮助婴幼儿建立良好的同伴关系

1. 提供同伴交往的环境

托育机构作为婴幼儿参与集体活动的重要场所，不仅能为婴幼儿带来同伴交往的情绪体验，而且能帮助婴幼儿提升集体交往的技能。保育人员在为婴幼儿创设游戏环境时，应有意识地为婴幼儿提供交往与合作的机会，鼓励婴幼儿和同伴共同开展活动。此外，保育人员还可以创设开放自由的活动室空间，便于婴幼儿四处走动，同时，家具的高度以不遮挡婴幼儿视线为宜，让他们能够随时观察到同伴行为，产生同伴交往的欲望。

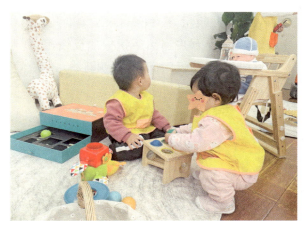

图 5-3-2　引导婴幼儿一起游戏

2. 引导婴幼儿进行同伴交往

托育机构是婴幼儿学习社交技能的重要场所，保育人员需要让婴幼儿慢慢克服以自我为中心的倾向，逐渐融入集体生活。例如，婴幼儿可以通过玩游戏来学习如何与他人合作，以及学会分享玩具，并能够使用"谢谢""请"等礼貌用语；知道当与他人发生冲突时，不是以号啕大哭或动手的方式来应对，而是通过向保育人员求助等方式来解决问题。

> **· 案例 ·**
>
> #### 争抢小汽车的轩轩
>
> 轩轩在玩小汽车，君君看到了轩轩手里的小汽车就想要，轩轩不给，便把小汽车藏到了身后。见此情景，君君跑过去，强行从轩轩手里抢走了小汽车，轩轩急得哭了起来。保育人员看到后，急忙上前安抚轩轩，并引导两位小朋友轮流玩小汽车，学习分享和等待。
>
> **分析**：婴幼儿在同伴交往的过程中，常常以自我为中心，难以恰当地运用交往技能，更多地以自己的兴趣和需要为出发点，因此可能会做出一些粗鲁、冲撞的行为。为此，保育人员需要做好的工作有：第一，创设良好的交往环境，为婴幼儿提供与他人合作、分享的机会。保育人员可以组织一些活动，帮助婴幼儿培养分享和等待的习惯。例如，"大家一起玩"的游戏可以让婴幼儿体验到与他人一起玩玩具的乐趣，从而培养他们懂得分享和愿意等待的品质。第二，指导婴幼儿学习正确的交往方法，学会使用

礼貌用语。保育人员可以设计角色扮演活动,让婴幼儿根据情境进行对话,并正确使用礼貌用语。例如,可以让婴幼儿分别扮演客人和主人,学习并使用"谢谢""不客气""再见"等礼貌用语。第三,鼓励婴幼儿表达自己的需要。当婴幼儿尝试表达自己的需要时,保育人员应当给予积极的反馈,鼓励他们继续表达;当婴幼儿向保育人员求助时,保育人员应及时回应,帮助婴幼儿解决问题。

(三) 构建温馨的活动氛围

温馨、舒适且富有家庭氛围的活动环境,有利于婴幼儿缓解紧张情绪,更快地融入集体生活。保育人员可以鼓励婴幼儿携带一些家中的物品,如全家福照片、他们喜爱的玩具或依恋物等,以增强他们在托育机构的归属感和安全感。活动室的设计也应注重营造温馨的氛围。例如:可以在墙壁上悬挂色彩鲜艳、充满童趣的卡通壁画,这样的环境不仅美观大方,还能激发婴幼儿的想象力;摆放一些可爱的灯饰和装饰品,如星星灯、彩虹圈等,为活动室增添梦幻色彩;放置一些绿色植物,让婴幼儿感受到自然与家融合的和谐氛围;还可以摆放色彩鲜艳、图案可爱的软垫,以及各种动物、卡通人物的玩偶,它们不仅能吸引婴幼儿的注意力,还能激发他们的喜爱之情,使他们更加乐于参与活动。通过这些细致入微的环境布置,可以让婴幼儿在托育机构中感受到如家庭般的温暖和舒适。

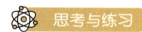 **思考与练习**

一、判断题

(1) 托育机构应该为婴幼儿提供与同龄人互动的机会,以培养其社交技能和语言能力。
                                                                （   ）

(2) 尽管婴幼儿熟悉的玩具能在陌生环境中给予他们一定的陪伴,但这种陪伴对婴幼儿的成长并不重要。
                                                                （   ）

(3) 托育机构需要为婴幼儿创设一个结构化且有序的环境。因此,托育机构应当为婴幼儿提供品种相同、规格统一的材料。
                                                                （   ）

二、选择题

(1) 托育机构精神环境创设的基本要求不包含（   ）。
    A. 关爱与尊重   B. 鼓励与支持   C. 有求必应   D. 合作与分享

(2) 当婴幼儿在观看喜欢的歌舞表演时,会出现手舞足蹈、即兴模仿等行为,此时保育人员正确的做法应该是（   ）。

A. 置之不理   B. 鼓励与支持   C. 呵斥与制止   D. 理解与尊重

(3) 为了让婴幼儿获得安全感,保育人员可以允许他们带一些家中的物品到托育机构。但是,(   )不宜带到托育机构。

A. 爸爸妈妈的照片 　　　　　　　　B. 婴幼儿经常用的毯子

C. 婴幼儿喜欢的毛绒玩具 　　　　　D. 婴幼儿的奶瓶

三、简答题

简述托育机构良好精神环境的创设方法。

四、综合实践题

阅读案例,回答问题。

　　在某托育机构中,经过一段时间的观察,李老师发现27月龄的小敏在日常生活中总是表现出紧张和不安的情绪。小敏对陌生人缺乏信任感,对环境的变化也非常敏感。

问题:假如你是李老师,为了帮助小敏缓解不安的情绪,你会采取哪些措施?

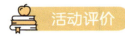

活动评价

学习活动评价表

评价维度	评价项目	分值(分)	评分(分)
知识	思考与练习(判断题、选择题、简答题)	30	
能力	思考与练习(综合实践题)	30	
素养	职业精神、自我管理、团队协作、沟通表达	40	
	总　分	100	
总结与反思			

任务 6

家园共育与社区合作

家庭与社区是托育机构开展婴幼儿保育活动的有力支持者,也是婴幼儿学习与发展的重要场所。作为婴幼儿的第一任老师,父母的作用至关重要;而社区作为紧密连接家庭与托育机构的合作伙伴,对婴幼儿的发展也具有重要影响。因此,为了更好地开展保育活动,托育机构应当与家庭、社区紧密合作,整合多方资源,共同促进婴幼儿的健康成长。此外,托育机构还需要向家庭宣传科学的育儿理念和方法,帮助家长增强科学育儿的能力。

总之,通过托育机构、家庭和社区之间的合作共育,可以形成教育合力,更好地促进婴幼儿的成长,为他们创造一个美好的未来。本任务将带领大家了解家园共育与社区合作的内容及方法。

💡 学习目标

- 能够概述家园共育的含义、原则、内容及方法。
- 能够说明托育机构与社区合作的意义、原则及方法。
- 理解家园共育与社区合作的重要意义,树立科学的合作共育观念,并能够组织相应的共育活动。

📖 学习准备

- 预习本任务内容,思考"小讨论"中的问题。
- 观看活动视频,了解亲子活动的组织与实施方法,理解家园共育的作用和意义。
- 了解你所在社区提供的托育支持服务,认识到托育机构与家庭、社区合作的重要性。

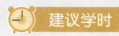 建议学时

学习活动 1（2 学时）

认识家园共育

建议学时

4 学时

学习活动 2（2 学时）

认识社区合作

📝 **学习笔记**

睿睿，2岁8个月，每天都穿着尿不湿。妈妈想要睿睿尝试自主如厕，不再依赖尿不湿，可是在家里试了好几次都以失败告终。于是，妈妈向睿睿所在班级的保育人员寻求帮助。

想一想：如果你是睿睿班上的保育人员，你有哪些方法可以帮助他学习自主如厕？你又将如何指导睿睿的妈妈呢？

家庭和托育机构是婴幼儿生活与学习的主要场所，是对婴幼儿早期发展影响最大、最直接的外部环境。因此，双方的合作对婴幼儿的健康成长和全面发展至关重要。通过家庭与托育机构的合作，可以帮助婴幼儿更好地适应生活，确保婴幼儿在多个方面得到关注和支持，包括身体、认知、情感和社会性等方面，促进婴幼儿的全面发展，为其未来的成长奠定良好的基础。

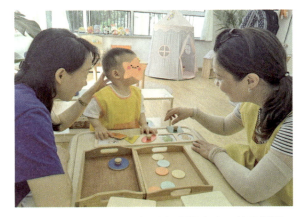

图 6-1-1　保育人员与家长积极交流，共同促进婴幼儿的全面发展

一、家园共育的含义

家园共育是指家长与托育机构，通过沟通交流、支持合作、资源共享的方式，共同参与婴幼儿的教育与保育工作，旨在为婴幼儿营造一个良好的教育环境，使他们能够健康、快乐地成长。同时，这种合作方式也能推动婴幼儿、家长和保育人员三个群体的共同成长。

在家园共育模式下，家长和托育机构需要建立密切的联系，通过定期的沟通交流和互相支持，共同制定婴幼儿的教育和保育计划。同时，双方可以共享资源，实现优势互补，使婴幼儿获得更加全面、连续且个性化的成长支持。例如，家长可以提供有关婴幼儿家庭生活的信息和经验，而托育机构则可以提供专业的教育资源和教学方法。

家园共育对婴幼儿的教育和成长具有重要意义。在家园共育的过程中，婴幼儿可以得到更加全面和个性化的教育与保育；可以逐渐适应不同的环境和人际关系，为未来的学习和生活打下基础；可以培养自我管理能力，如通过制定规则和奖惩机制，让婴幼儿逐渐学会自我约束和自我激励。同时，通过家园共育，家长可以更好地了解婴幼儿的发展需求和状况，深度参与婴幼儿的成长过程，增强与婴幼儿的亲密关系。而保育人员也可以在家园共育中获得更多的实践经验和反馈，提高自身的专业水平和保育能力。

此外，家园共育还能促进家长、婴幼儿和保育人员之间的互动和交流，增强彼此间的了解和信任，营造一个积极的家园共育氛围。

二、家园共育的基本原则

家庭和托育机构是婴幼儿成长过程中不可替代的教育资源。家园共育的目标是使家庭和托育机构形成合力，通过双向互动共同促进婴幼儿身心的健康发展。家园共育需遵循的原则主要有以下几点。

（一）主体性原则

家园共育应充分发挥婴幼儿的主体性作用，尊重婴幼儿的身心发展规律及其个性和需求，包括饮食、睡眠、安全、活动等方面，让婴幼儿能够自主地表达、探索和学习。例如，家庭和托育机构可以提供多样化的学习资源和机会，尊重婴幼儿的意愿，鼓励他们积极主动地探索和学习，从而激发他们参与活动的兴趣和动力。

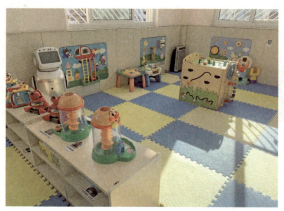

图 6-1-2 为婴幼儿提供色彩鲜艳、形象生动的游戏材料

（二）适宜性原则

婴幼儿处于探索和学习的关键阶段，因此，家庭和托育机构应当创设适宜的环境，包括安全、卫生、舒适、有趣等多个方面，为婴幼儿提供良好的生活和发展条件。例如：为婴幼儿提供良好的睡眠环境，使其获得充足的睡眠；根据婴幼儿的年龄特点，提供色彩鲜艳、形象生动的各类玩具或游戏材料，以满足婴幼儿动手动脑的需求。

（三）一致性原则

对于0—3岁的婴幼儿来说，家庭是他们成长的主要环境，因此，保持家庭与托育机构在教育理念、教育方法等方面的一致性和连续性，对婴幼儿的健康成长尤为重要。家庭和托育机构需要相互支持、协同合作、步调一致，共同实现婴幼儿的教育与保育目标。具体来说，托育机构与家长、家长与婴幼儿、托育机构与婴幼儿之间需要加强沟通和互动,通过多种形式(如家长会、家访、家长开放日等)增进彼此之间的了解,及时交流婴幼儿的需求和问题,以形成教育合力,提高教育效果。例如,婴幼儿需要有良好的生活规律来保证身心的健康发展,为此,托育机构和家长需要协调好婴幼儿的饮食、睡眠和活动时间,保证家园的一致性,以帮助婴幼儿形成科学的生活作息习惯。

（四）全面性原则

党的二十大报告指出,要培养德智体美劳全面发展的社会主义建设者和接班人。婴幼儿期是个体大脑和身体发育极为迅速的阶段,对其未来的成长和发展具有至关重要的影响。因此,托育机构和家庭需要关注婴幼儿在身体动作、认知、语言、情绪情感、社会性等方面的多元整合发展,共同做好婴幼儿的教养工作。例如,家庭和托育机构要注意婴幼儿的情感需求,给予他们关爱和支持,帮助他们建立安全感和信任感,确保婴幼儿身心的健康发展。又如,家庭和托育机构应积极培养婴幼儿的社交能力,让他们学会与人交往、分享及合作等。

（五）平等性原则

保育人员需要自觉树立平等意识,把家长当作自己的合作伙伴,给予家长充分的话语权和交流空间,尊重家长的合理意见和观点。例如,保育人员可以充分挖掘和开发家长资源,开展特色教育活动;组织家长座谈会,听取家长对托育机构的建议。家长也要自觉担负起自己的教育职责,积极主动地参与相关活动,与托育机构有效合作,共同为婴幼儿的成长创设良好环境。

知识链接

《中华人民共和国家庭教育促进法》有关家庭责任的若干条款

第十八条　未成年人的父母或者其他监护人应当树立正确的家庭教育理念,自觉学习家庭教育知识,在孕期和未成年人进入婴幼儿照护服务机构、幼儿园、中小学校等重要时段进行有针对性的学习,掌握科学的家庭教育方法,提高家庭教育的能力。

第十九条　未成年人的父母或者其他监护人应当与中小学校、幼儿园、婴幼儿照护服务机构、社区密切配合,积极参加其提供的公益性家庭教育指导和实践活动,共同促进未成年人健康成长。

（六）趣味性原则

托育机构和家长可以通过丰富多彩、富有创意的游戏和活动,激发婴幼儿的学习兴趣和好奇心,鼓励婴幼儿进行创造性的思考与实践,激发婴幼儿的创造力和想象力,使婴幼儿在

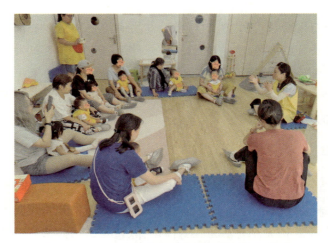

图 6-1-3 保育人员指导家长与婴幼儿玩游戏

愉快的氛围中获得经验和知识。

（七）渐进性原则

托育机构和家长应当根据婴幼儿的年龄、性格和个体差异，逐步引导婴幼儿适应生活、学习和交往中的变化。同时，托育机构和家长也需要注重教育的渐进性和层次性，逐渐提高各领域活动的难度和要求。

三、家园共育的内容

通过家园共育，可以更好地促进婴幼儿的全面发展，帮助婴幼儿适应生活，提高自我管理和认知能力，为他们将来的学习和成长打下坚实的基础。家园共育的主要内容包括以下几个方面。

（一）促进婴幼儿身体健康成长

托育机构应指导家长积极参与婴幼儿定期健康检查工作，开展生长发育家庭监测，掌握母乳喂养、辅食添加、合理膳食和饮食行为等方面的基本知识和操作技能，及时发现婴幼儿潜在的身心健康问题，并在医务人员的指导下尽早干预，从而保证婴幼儿的健康成长。

（二）培养婴幼儿良好的生活习惯

托育机构和家庭需要携手合作，共同培养婴幼儿良好的生活习惯，如规律作息、健康饮食、卫生习惯和运动锻炼等。为了达成这一目标，托育机构和家庭可以采取一系列措施，包括共同制定并遵循婴幼儿的生活作息计划，为他们提供营养均衡的健康食物，定期进行环境卫生和个人卫生的清洁工作，以及鼓励婴幼儿参与各类适合其年龄段的运动锻炼活动。通过这些合作方式，家园双方可以有效地培养婴幼儿良好的生活习惯。

（三）促进婴幼儿的认知发展

托育机构和家庭可通过提供多元的玩具、图书以及组织游戏活动等，给予婴幼儿丰富多彩的学习体验，鼓励婴幼儿积极探索，从而培养他们的观察和思考能力，促进他们认知能力的发展。同时，托育机构和家庭还需注意游戏材料和活动场所的安全、舒适、卫生和有趣，引导婴幼儿逐步学会自我保护和自我管理。

（四）关注婴幼儿的情感发展

婴幼儿有着较为强烈的情感需求。为此，托育机构和家庭应重视并满足婴幼儿的情感需求，具体方法包括：与婴幼儿进行深入的沟通交流，真诚地表达关爱之情；鼓励婴幼儿表达自己的情感；引导婴幼儿建立自我认知。通过这些方法，可以有效满足婴幼儿的情感需求，进而建立亲密的亲子关系与师幼关系。这一过程不仅有助于培养婴幼儿的情感表达能力，而且能够增强婴幼儿的自信心和自尊心，帮助婴幼儿形成积极的情感与态度。

（五）增强婴幼儿的社交能力

托育机构和家庭可以通过鼓励婴幼儿与同伴互动，培养婴幼儿的合作精神和分享意识，引导婴幼儿学会尊重他人，从而增强婴幼儿的社交能力。例如，托育机构和家庭可以共同组织婴幼儿参加集体活动，鼓励婴幼儿分享玩具和经验。

小讨论

当前，不少家长为了激励孩子，会向孩子许下奖励的承诺，如假期带他们去公园游玩或早睡便奖励玩具等。然而，由于工作繁忙，有些家长往往难以兑现他们对孩子的承诺。孩子为了得到这些奖励，可能会暂时按照家长的要求行事，但最终却常常感到失望，因为奖励并未如期而至。对于这种短期内看似有效，但实则可能引发长远问题的应对策略，你有何看法？作为保育人员，你是否能向这些家长提供一些更为合理且长效的建议？

四、家园共育的主要方法

（一）制定家园共育计划

托育机构和家庭可以共同制定一份家园共育计划，明确婴幼儿的教育目标和具体的实施方案。计划具体可以包括教育内容、方法、时间、评估方式等方面，以确保托育机构和家庭在教育上的一致性和有效性。

• 案例 •

20××学年第二学期托(1)班家长工作计划

1. 基本情况分析

(1)本班的三位保育人员都有带过托班的经验。三人各尽其责、分工协作、及时沟通,以加强对幼儿保育常规的培养。

(2)家长工作比较繁忙,与孩子的相处时间较短(以周末为主)。祖辈教养较多,75%的幼儿是三代同居并且由家中老人带养。由于(外)祖父母比较宠爱孙辈,部分孩子有任性、依赖性较强等问题。此外,家长反映,自己的理论知识不能落实于实践。

2. 本学期工作重点

(1)通过多种形式鼓励家长共同配合保育人员的工作,并提高家长对幼儿生活自理能力培养的指导水平。

(2)通过多种途径,帮助祖辈家长树立正确的教养观念,实现家园共育。

(3)帮助家长了解幼儿园主题活动的开展进程,邀请家长协助收集资料、完成调查表等,鼓励家长和幼儿一起完成各项任务。

(4)利用网络途径开展宣传,向家长说明活动的意义和要求,鼓励更多的家长参与进来。

3. 具体内容与措施

表 6-1-1　家园共育的具体内容与措施

内容	措施	检测点
家委会	1. 召开新学期家委会会议 2. 做好家长和幼儿园之间的信息传递工作 3. 开展家委会活动	• 家委会会议记录 • 家委会活动记录 • 家委会活动照片
家长学校	1. 家长讲座:如何培养幼儿良好的生活卫生习惯 2. 家长沙龙:如何缓解幼儿的分离焦虑 3. 开展家长约谈活动	• 家长讲座活动记录 • 家长讲座活动照片 • 家长沙龙活动记录 • 家长沙龙活动照片 • 约谈方案
家长参加幼儿园活动	1. 亲子活动 2. 开展家园共建活动 3. 开展亲子运动会	• 亲子活动记录、反馈及照片 • 家园共建活动记录 • 亲子运动会照片

（续表）

内容	措施	检测点
家长参加 幼儿园 活动	4. 开展好妈妈故事团活动 5. 开展家长助教活动 6. 新学期班级家长会：让家长了解本班幼儿的基本情况、学期目标等	·好妈妈故事团记录 ·家长助教活动记录 ·家长会活动方案 ·家长会活动记录 ·家长会活动照片
社区 共建	1. 家长活动 2. 利用传统节日开展各类线上活动（妇女节、儿童节等）	·社区共建记录、反馈

分析：在制定家园共育计划时，托育机构需分析保育人员情况及家庭教育环境现状，进而提炼出这两方面对婴幼儿教育产生的积极效应与潜在不足。针对识别出的不足之处，托育机构应结合婴幼儿的身心发展特点以及机构工作的职责与要求，确定工作重心。随后，将这些工作重点细化为具体可行的项目，明确家园共育所要达成的目标。

（二）定期召开家长会

托育机构应定期召开家长会，可以是定期的例行会议，也可以是根据需要随时召开的特别会议。在家长会上，保育人员可以向家长介绍托育机构的教育理念、课程设置、师资力量等方面的信息，同时听取家长的意见和建议，加强双方的沟通和理解。托育机构和家庭也可以共同探讨婴幼儿的教育进展、存在问题及需要改进的方面等内容，并协同制定相应的解决方案。

（三）组织亲子活动

托育机构可以组织各类亲子活动，如亲子游戏、亲子手工、亲子阅读、亲子运动会等。通过亲子活动，托育机构和家庭可以加强彼此之间的沟通与合作，增进双方的了解与信任，同时也可以增进家长和婴幼儿之间的亲密关系，促进婴幼儿的全面发展。

寻找夏天的颜色
（亲子活动）

（四）鼓励家长参与课程设计

托育机构可以鼓励家长参与课程设计，如邀请家长参与制定课程计划、提供课程资源和

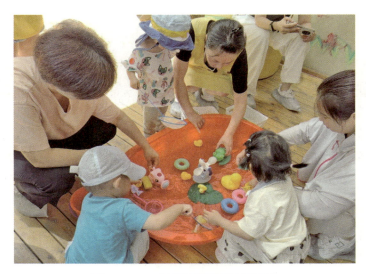

图6-1-4 托育机构开展亲子活动

建议等。通过家长参与课程设计,可以增强家长对教育的理解和参与度,同时也可以提高教育的质量和效果。

(五)定期进行沟通交流

保育人员可以定期与家长进行个别沟通和交流,如通过微信、电话等方式进行联系,及时了解婴幼儿在家庭中的最新状况和发展变化,以及家长在婴幼儿教养方面的困惑和需求。同时,保育人员也可以向家长反馈婴幼儿在托育机构的表现和成长情况。通过这样的沟通交流,托育机构和家庭可以更有针对性地结合婴幼儿的发展情况,共同制定相应的应对措施。

(六)共同制定规则和奖惩机制

托育机构和家庭应协同落实育人责任,让婴幼儿在家园两个环境中得到全面的成长和发展。双方可以共同制定一些规则和奖惩机制,如行为准则及奖励、惩罚措施等。通过共同制定规则和奖惩机制,可以增强托育机构和家庭在教育上的协同性和一致性,同时也可以帮助婴幼儿更好地适应托育机构的生活和学习环境。

(七)邀请家长参与教育过程

托育机构可以邀请家长参与婴幼儿在机构内的教育过程,如邀请家长担任教育志愿者、参与课堂活动、提供教育资源和经验等。通过参与这样的教育过程,家长可以有机会了解托育机构的教育教学情况,增强对婴幼儿教育的责任感,提高家园共育的效果和质量。此外,托育机构还可以定期或不定期地举办家长开放日活动,邀请家长参观机构,让家长了解托育机构的环境、设施、课程等情况,同时了解婴幼儿在托育机构的生活和学习状况。

好玩的衣架

（八）提供家庭教育指导

目前,家庭教育中存在的问题比较多,如家长只重视对婴幼儿知识技能的培养,而忽视了思想品德和良好行为习惯的培养,以及有溺爱娇惯、包办代替、过度保护等现象。因此,指导家庭开展科学育儿是托育机构义不容辞的责任。托育机构应向家长提供内容丰富的家庭教育指导,包括进行家庭教育理论教导、传授育儿方法、分析并解决家庭育儿问题等,从而提升家长科学育儿的水平与能力。家庭教育指导的形式包括:专家讲座、评估指导、入户指导等。通过组织亲子沟通技巧辅导、婴幼儿心理辅导等活动,可以帮助家长更好地了解婴幼儿的需要和心理状况,提高家长的教育水平和育儿能力。

• 案例 •

家园共育个案分析——肥胖的涛涛

涛涛 2 岁 5 个月,胃口很好,吃饭快,不爱运动,体检时被诊断为中重度肥胖。据妈妈反映,涛涛平时都是爷爷奶奶带养,祖辈对他比较宠溺,觉得孩子胖嘟嘟是养得好,孩子想吃什么就买什么,还经常带他去快餐店用餐。爸爸妈妈想适当控制涛涛的饮食,但爷爷奶奶却不同意。保育人员在了解情况后,邀请爷爷奶奶参加托育园的饮食沙龙活动,通过专业儿保医生解析和其他家长的育儿经验分享,让祖辈了解肥胖的危害性。通过半日活动观摩、午餐陪餐等活动,让祖辈直观地了解涛涛在饮食、体锻中的现状,如吃饭过快、体锻参与性不高等问题。涛涛的爷爷奶奶终于认识到了自己的带养问题。之后,托育园为涛涛建立了肥胖儿童个案档案,并制定了有针对性的干预措施;定期对涛涛进行身高、体重的监测,了解他的生长发育状况;观察、记录涛涛在饮食、睡眠、体锻等各方面的情况,家园定期进行沟通。在家中,家长时时叮嘱涛涛细嚼慢咽,放慢进餐速度;改变涛涛的进餐顺序(如先喝汤),并适当添加体积大的蔬菜等;纠正涛涛爱吃零食的不良习惯,尽量不带他去快餐店进餐;父母每天和涛涛开展亲子运动游戏。

分析:对于类似肥胖这样的婴幼儿常见疾病的干预,往往需要家园合作才能顺利达成目标。因此,保育人员首先要正视问题,与家长达成共识,通过家园互动来对肥胖婴幼儿进行干预。同时,保育人员要给予家长适当的指导和帮助,让家长掌握科学的方法,如改变婴幼儿不良的生活习惯、引导婴幼儿适度运动、进行亲子游戏等。此外,家园要定期进行沟通,共同制定和调整干预方案,为促进婴幼儿的健康成长而努力。

以上介绍的家园共育方法,均可根据具体实际情况进行灵活调整与运用,以确保托育机构与家庭之间能够实现高效合作与协同发展。

思考与练习

一、判断题

(1) 家园共育主要是指托育机构对家长进行科学育儿指导。 （ ）

(2) 在家园合作中,托育机构是主体。 （ ）

二、选择题

(1) 托育机构与家长需协调好婴幼儿的饮食、睡眠和活动时间,这体现了家园共育的（ ）原则。

　　A. 主体性　　　　　　　　　　B. 适宜性

　　C. 平等性　　　　　　　　　　D. 一致性

(2) 家园共育的方法不包括（ ）。

　　A. 制定家园共育计划

　　B. 召开家长会

　　C. 定期进行健康检查

　　D. 共同制定规则和奖惩机制

(3) 家园共育的合作方式能推动（ ）的共同成长。

　　A. 婴幼儿和保育人员

　　B. 婴幼儿和家长

　　C. 家长和保育人员

　　D. 婴幼儿、家长和保育人员三个群体

三、简答题

(1) 简述家园共育的基本原则。

(2) 家园共育的内容和方法有哪些?

四、综合实践题

(1) 阅读案例,回答问题。

　　家访是保育人员全面了解婴幼儿情况的重要途径,同时也是帮助保育人员与家长建立紧密联系和有效沟通的桥梁。然而,阳阳的家长由于担心家访可能涉及家庭隐私,对此持保留态度,不愿意正面回应保育人员的家访提议。

问题:面对这样的家长,你将如何与其沟通? 列举家访的流程和注意事项。

(2) 根据本学习活动所学的家园共育知识,设计亲子活动,并模拟组织该活动。

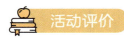 活动评价

学习活动评价表

评价维度	评价项目	分值(分)	评分(分)
知识	思考与练习(判断题、选择题、简答题)	30	
能力	思考与练习(综合实践题)	30	
素养	职业精神、自我管理、团队协作、沟通表达	40	
	总　分	100	
总结与反思			

学习活动 2　认识社区合作

案例导入

某托育园与其所属街道的社区卫生服务中心签订了合作协议。根据协议，社区卫生服务中心将向托育园提供一系列服务，包括婴幼儿生长发育监测、家庭教育系列讲座、卫生保健业务指导以及绿色就诊通道等。

想一想：作为保育人员，你将如何充分利用与社区卫生服务中心合作的这一宝贵机会，来更科学、有效地设计和组织保育活动？

社区作为婴幼儿学习与成长的又一关键环境，其重要性不言而喻。家庭、托育机构与社区三者需携手并进，深入挖掘并高效利用各自资源，发挥各方优势，共同构建一种协同合作、优势互补的教育模式，从而全方位促进婴幼儿的和谐成长与全面发展。

一、与社区合作的意义

托育机构与家庭、社区合作，可以为婴幼儿的全面发展提供更多的支持和帮助，同时也有助于促进家园社之间的联系，共同创造一个美好的社会环境。托育机构与社区合作的意义主要有以下几个方面。

（一）提供丰富的教育资源

社区可以提供丰富的教育资源，如图书馆、博物馆等文化活动场所，以及体育、音乐等方面的活动。托育机构通过与社区合作，可以让婴幼儿的教育走出家庭、机构，获得更多、更全面的教育机会，全方位地促进婴幼儿的发展。

（二）增强托育机构、家庭与社区之间的联系

通过与社区的紧密合作，托育机构、家庭与社区之间的联系与互动能够得到有效增强。这一合作模式使得托育机构和家庭能够更深入地了解和参与到社区的各项事务中，进而与社区成员建立更为紧密和谐的关系。这种紧密的联系能够促进托育机构、家庭与社区之间的合作与支持，从而为婴幼儿营造了一个更加丰富和多元的成长环境。

（三）　培养婴幼儿的社交能力

社区可以提供更多的社交机会，帮助婴幼儿形成良好的社交能力和人际关系。通过与不同年龄、背景的人进行交流和互动，婴幼儿可以更直观地了解社会与他人，从而有效增强自信心和社交能力。

（四）　促进婴幼儿的认知发展

社区中丰富的教育和文化资源为婴幼儿提供了拓宽视野、增加知识面的机会，促进了婴幼儿认知能力的发展。托育机构通过与社区合作，可以使婴幼儿获得更多的学习机会和实践体验，从而促进其认知和学习能力的发展。

（五）　提升婴幼儿的自信心和自尊心

通过家园社合作，婴幼儿可以拥有更多的展示自己才能和技能的机会。同时，通过参与社区活动，可以让婴幼儿感受到被认可和鼓励，从而提升自信心和自尊心，激发其更大的潜能。

（六）　协同解决婴幼儿问题

通过与社区合作，托育机构和家庭可以得到更广泛的支持和帮助，从而更有效地解决婴幼儿面临的问题和挑战。家长、保育人员和社区成员可以携手关注婴幼儿的需求和困难，共同协商并制定相应的保教策略，从而促进婴幼儿更好地成长和发展。

二、家园社协同共育的原则和方法

党的二十大报告提出，要"健全学校家庭社会育人机制"，这是对新时代办好人民满意的教育、形成广泛教育共识和协同行动、加快建设高质量教育体系提出的更高要求。在婴幼儿成长的过程中，托育机构、家庭与社区之间的协同共育显得尤为重要。它们各尽其责、各尽所能，共同形成教育合力，以更加有效地促进婴幼儿的健康发展。

（一）　家园社协同共育的原则

托育机构和家庭通过与社区的有效合作，可以更好地满足婴幼儿的需求，促进婴幼儿的全面发展；可以帮助家长获得更多的资源和支持，为婴幼儿的成长提供更加全面和优质的环境，提高育儿水平和幸福感；可以增强托育机构在社区中的影响力和认可度，提高托育机构的服务质量和效果；可以增强家庭与社区之间的联系及合作，共同推动社会的和谐发展和进步。具体来说，家园社协同共育应该遵循以下原则。

1. 目标一致

家庭、托育机构和社区的合作应该建立在目标一致的基础上。家庭、托育机构和社区是平等的伙伴关系,应该相互尊重、平等协商,共同参与婴幼儿的教育和成长过程,共同承担责任和义务。托育机构和社区的合作应致力于为婴幼儿和家庭提供优质的托育服务与相关支持,以促进婴幼儿的发展。

2. 资源共享

托育机构和社区可以共享各种资源,包括人力资源、设施设备、教育材料等,以达到降低成本、提高资源利用效率的目的,同时也可以增强托育机构和社区之间的联系与合作。

3. 全面参与

托育机构应该鼓励家庭和社区各方人员,包括家长、志愿者和其他社区成员,共同参与婴幼儿的教育和成长过程,如共同制定教育计划、参与教育活动、提供教育资源和支持等,从而增强托育服务的社区性和适应性,提高家长和社区成员对托育机构的认可度与信任度。

4. 信息公开

托育机构和社区应该公开相关信息,包括政策、计划、活动等。托育机构、家庭和社区要加强互动和沟通,及时交流信息和经验,共同解决问题和应对挑战。托育机构通过提高信息的透明度,能够有效增强家庭及其他社区成员对其的信任度,进而获得他们更广泛的支持与认可。

5. 共同发展

托育机构和社区应该共同制定发展计划,包括长期规划、目标和措施等,从而增强托育机构和社区之间的协同性与合作性,促进托育机构的可持续发展。

6. 尊重差异

托育机构和社区应当充分尊重家庭和婴幼儿在文化、背景、需求等方面的差异性与多样性,不可有歧视和排斥的态度。同时,托育机构和社区应该根据婴幼儿的需求与特点,提供多样化的教育和支持,以满足不同家庭和婴幼儿的需求,提高服务质量。

7. 科学教养

托育机构和社区应该注重教养的科学性,为社区家庭提供高质量的教养服务,从而提高家长的教养意识和水平,促进婴幼儿的身心发展和成长。

8. 确保安全

托育机构和社区应当注重安全性,确保婴幼儿身心的健康和安全,同时需要注重教育内容的适宜性,避免婴幼儿接触不良信息。

（二）家园社协同共育的内容与方法

家庭、托育机构和社区应该根据自身的实际情况与发展需求,选择适合自己的合作方式,共同推动托育事业的发展。家园社协同共育的主要内容与方法包括以下几方面。

1. 托育服务

托育机构可以与社区合作,利用社区资源和设施,为婴幼儿提供更为丰富而全面的托育服务,尽可能满足社区内家庭的需求,如提供日托、全托、临时托、家庭托育点等服务。

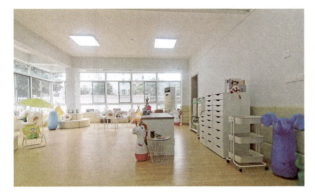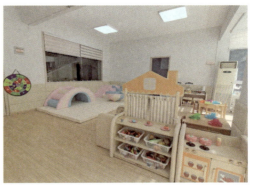

图 6-2-1　社区宝宝屋

•案例

家门口的免费托育服务

王奶奶想去医院配药,可家里有个 2 岁多的孙女没人带。正发愁时,她看到了社区里刚开设的宝宝屋。原来这是民心工程——"家门口的宝宝屋",这里有专业的师资、温馨安全的环境,可以让家长足不出小区就能随心"寄娃"。家长可以享受每年 12 次的免费托育服务。这下可解决了王奶奶的燃眉之急,她当下就在网上预约该服务。到了配药那天,她将孙女送进宝宝屋。当孩子看到可爱的娃娃家、有趣的图画书、新颖的玩具时,马上就自己玩了起来,王奶奶便放心地去配药了。2 小时后,当王奶奶去接孙女时,看见她正在和保育人员一起开心地做游戏。当王奶奶要接她回家时,她还恋恋不舍的,说明天还要来。王奶奶对这次"寄娃"体验很满意,不断称赞这真是个为民办实事的好举措。

分析:党的二十大报告明确提出,要"加快义务教育优质均衡发展和城乡一体化,优化区域教育资源配置,强化学前教育、特殊教育普惠发展"。上海市人民政府为了满足婴幼儿家庭对社区托育服务的多元化需求,推出了社区"宝宝屋"。"宝宝屋"是上海话"抱抱我"的谐音,按"政府主导、安全普惠、属地管理、多方参与、就近就便"的原则,为 1—3 岁的幼儿家庭提供多样化的照护和育儿指导服务,实现幼有所育向幼有善育、幼有优育发展,不断增强居民群众的幸福感、获得感和满足感。

2. 教养支持

由托育机构设立的社区家长学校或家庭育儿指导服务站点，为家长提供了便捷且全面的家庭教养指导服务，包括家长培训、亲子教养讲座、家庭咨询等多种形式。通过这一系列的服务和活动，家长不仅能与其他家长、育儿专家及社区组织进行深入的互动和交流，分享各自宝贵的育儿经验和知识，还能参与心理咨询、心理干预及心理辅导等活动。通过这一过程，家长能够更加深入地了解和掌握科学的育儿知识与技巧，从而有效提升家庭教养的质量和效果。

此外，托育机构可以邀请社区成员担任教育志愿者或参与课程设计，也可以邀请社区医生指导婴幼儿的健康保育工作，如疫苗接种、健康检查等。

3. 社区活动

托育机构可以与社区合作，组织各种社区活动，如婴幼儿亲子游戏、节日庆祝活动、社区运动会、手工制作比赛等。通过社区活动，可以增强托育机构与社区之间的合作，同时也可以促进婴幼儿和家庭之间的交流与互动。此外，托育机构和社区还可以共同开展培训与交流活动，以提高保育人员的专业水平和社区成员的参与度。

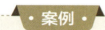

案例

社区活动实例

1. 消防演练活动

"119"消防日前夕，社区开展了消防演练，邀请托育机构一起参加活动。当天，孩子们观摩了消防员叔叔现场灭火，也一起参加了消防演练。

2. 养老院慰问活动

重阳节时，托育机构的孩子们带着礼物，到社区内的养老院和那里的爷爷奶奶们一起过节，老人们对此深表感动。

3. 社区种树活动

正值植树节，托育机构的保育人员和孩子们拿着工具一起去社区的小花园种树、浇花，积极参与社区的美化活动。

分析：让婴幼儿走出家庭和托育机构，然后走进社区，参与各种有趣的社区活动，有助于婴幼儿认识社区，激发婴幼儿的好奇心，进而促进其感知觉、语言表达和情绪情感等方面的发展。同时，托育机构可以利用这些活动与社区建立更为紧密的合作关系。

4. 资源共享

家庭和托育机构可以充分利用社区资源，如公园、图书馆、博物馆和体育活动场所等，为婴幼儿提供更多的实践体验机会。家长可以利用闲暇时间，带孩子来到社区公园，亲近大自然，并开展各类户外活动；也可以走进图书馆、博物馆、儿童活动中心等教育场馆，开阔孩子的视野，增长见识。托育机构可以利用社区资源开展各类安全教育活动，如邀请警察为婴幼儿开展交通安全教育等。

5. 信息交流与线上服务

托育机构与社区可以合作发布各类育儿信息，提供线上服务，使家庭和社区成员更为便利地获取教养支持。例如，托育机构和社区可以合作开设公益性网上家长学校或网络课程，帮助家长解决各类育儿问题；托育机构可以利用社区信息平台，进行招生政策宣传和活动宣传，让家长更为全面地了解机构的有关政策，提升家长参与活动的积极性。

知识链接

家园社协同共育的有关政策

《国务院办公厅关于促进养老托育服务健康发展的意见》指出，要依托基层力量提供集中托育、育儿指导、养护培训等服务，加强婴幼儿身心健康、社会交往、认知水平等方面早期发展干预。

《中华人民共和国家庭教育促进法》第二十八条也指出：家庭教育指导机构对辖区内社区家长学校、学校家长学校及其他家庭教育指导服务站点进行指导，同时开展家庭教育研究、服务人员队伍建设和培训、公共服务产品研发。

2023 年 1 月实施的《上海市学前教育与托育服务条例》第四十六条指出：家庭科学育儿指导机构和指导站(点)应当通过入户指导、组织公益活动和亲子活动、家长课堂及联合幼儿园和托育机构开展线下指导服务等方式，推进科学育儿指导服务便利可及，丰富家庭科学育儿指导服务内容和形式。为此，上海将科学育儿指导范围从"0—3岁"扩展到"胎儿期—8 岁"的儿童家庭，力争惠及更多家庭；实行科学育儿指导服务进楼宇、进园区、进场馆、进社区、进家庭"五进"工作模式，每年在各级各类幼儿园、社区活动中心、妇幼保健医院、图书馆等提供百余次育儿指导服务活动；开发育儿指导类App，为家长提供公益免费、专业科学、应需精准、实时在线的育儿指导服务，不断扩大科学育儿指导服务覆盖面。

思考与练习

一、判断题

(1) 社区可以开展家长沙龙,让家长分享育儿经验。 （   ）

(2) 为了婴幼儿的全面和谐发展,家庭、托育机构和社区需要三方合作、共同努力,形成一种协同合作、优质互补的模式。 （   ）

(3) 社区中丰富的教育和文化资源可以帮助婴幼儿拓宽视野,增加知识面,提升认知能力。

（   ）

二、选择题

(1) 党的二十大报告提出,要"健全(   )育人机制",这是对新时代办好人民满意的教育、形成广泛教育共识和协同行动、加快建设高质量教育体系提出的更高要求。

A. 幼儿园家庭社区

B. 学校家庭社区

C. 家庭学校社会

D. 学校家庭社会

(2) 家园社协同共育应提供(   )等托育服务,以尽可能满足社区内家庭的需求。

A. 日托、全托

B. 临时托

C. 家庭托育点

D. 以上都是

三、简答题

(1) 简述家庭、托育机构与社区合作的意义。

(2) 家园社协同共育的内容与方法有哪些?

四、综合实践题

阅读案例,回答问题。

近 3 岁的朵朵在家很活泼,唱歌跳舞从不胆怯。但一旦到了外面,她就不爱说话了,常常躲到爸爸妈妈的身后,这让朵朵的爸爸妈妈很苦恼。

问题:作为保育人员,你将如何通过家园社协同共育来帮助朵朵的父母? 小组合作写下沟通脚本,分角色模拟沟通过程。

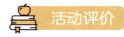 活动评价

学习活动评价表

评价维度	评价项目	分值(分)	评分(分)
知识	思考与练习(判断题、选择题、简答题)	30	
能力	思考与练习(综合实践题)	30	
素养	职业精神、自我管理、团队协作、沟通表达	40	
	总　分	100	
总结与反思			

参考文献

1. 余桂东,蒋文娟.婴幼儿学习与发展[M].北京:中国人口出版社,2022.

2. 张红.0—3岁婴幼儿教育活动设计与指导[M].上海:华东师范大学出版社,2021.

3. 陈刚.婴幼儿早教经典活动16例[M].上海:华东师范大学出版社,2015.

4. 艾桃桃,梁梦琳.婴幼儿活动设计与指导[M].北京:中国人民大学出版社,2022.

5. 章彩华.0—3岁婴幼儿抚养与教育[M].上海:华东师范大学出版社,2021.

6. 左志宏.0—3岁婴幼儿认知发展与教育[M].上海:华东师范大学出版社,2020.

7. 李雪,张家琼.0—3岁婴幼儿早期教育与活动方案[M].重庆:西南师范大学出版社,2020.

8. Sally Goldberg.0—3岁婴幼儿活动方案:陪孩子一起成长的游戏书[M].贾晨,李靓,陈卫,译.北京:中国轻工业出版社,2022.

9. 林丽莉,吴荔红.托育机构2—3岁婴幼儿活动精选[M].福州:福建教育出版社,2023.

10. 周念丽.0—3岁婴幼儿观察与评估[M].上海:华东师范大学出版社,2021.

11. 马士薇,史静敏.保育员(中级)[M].北京:中国劳动社会保障出版社,2009.

12. 上海市教师教育学院(上海市教育委员会教学研究室).上海市0—3岁婴幼儿发展要点与支持策略(试行稿)[M].上海:上海教育出版社,2024.

13. 童连.0—3岁婴幼儿保健[M].上海:复旦大学出版社,2020.

14. 张兰香.0—3岁婴儿保育与教育[M].北京:北京师范大学出版社,2017.

15. 冯婉桢.学前教育基础知识(第二版)[M].北京:高等教育出版社,2021.

16. 刘婷,左志宏,杨长江,等."教养医"指导模式对婴幼儿家庭教养知识提升的影响[J].学前教育研究,2022(5):57—68.

17. 李晓巍.学前儿童发展与教育[M].上海:华东师范大学出版社,2018.

18. 张明红.我与宝宝共成长:0—3岁婴幼儿家庭教养指导手册[M].上海:华东师范大学出版社,2021.

19. 徐小妮.婴幼儿早期教育活动设计与组织[M].上海:复旦大学出版社,2023.

20. 徐灵敏.幼儿医学基础与评价[M].上海:华东师范大学出版社,2022.

21. 柳倩,徐琼.0—3岁儿童健康与保育[M].上海:华东师范大学出版社,2012.

22. 宋媛.0—3岁婴幼儿营养与喂养[M].上海:华东师范大学出版社,2021.

23．何慧华.0—3岁婴幼儿保育与教育[M].上海：上海交通大学出版社,2013.

24．杨海河,游川.0—3岁婴幼儿营养与喂养[M].北京：北京师范大学出版社,2020.

25．庞丽娟,李辉.婴儿心理学[M].杭州：浙江教育出版社,1993.

26．孟昭兰.婴儿心理学[M].北京：北京大学出版社,1997.

27．任刊库,李玮,李翩翩.0—3岁婴幼儿保育与教育[M].长沙：湖南师范大学出版社,2019.

28．钱文.0—3岁儿童社会性发展与教育[M].上海：华东师范大学出版社,2014.

29．吕云飞,钟暗华.婴幼儿心理发展与教育[M].开封：河南大学出版社,2010.

30．刘健,支娜,张颖,等.2—3岁婴幼儿绘本选择偏好影响因素分析[J].学前教育研究,2016(7):50—57.

31．刘婷.0—3岁婴幼儿心理发展与教育[M].上海：华东师范大学出版社,2021.